支持基金：四川省科技厅科普培训项目（科普作品创作
营养手册图书编撰”（2021JDKP0068）、四川省科技厅重点
肿瘤患者全病程营养风险预警系统的建立与应用”（2022YFS
项目“‘双向增能’癌症科普模式构建及应用示范”（2021JDKP0004）

# 常见肿瘤患者家庭营养手册

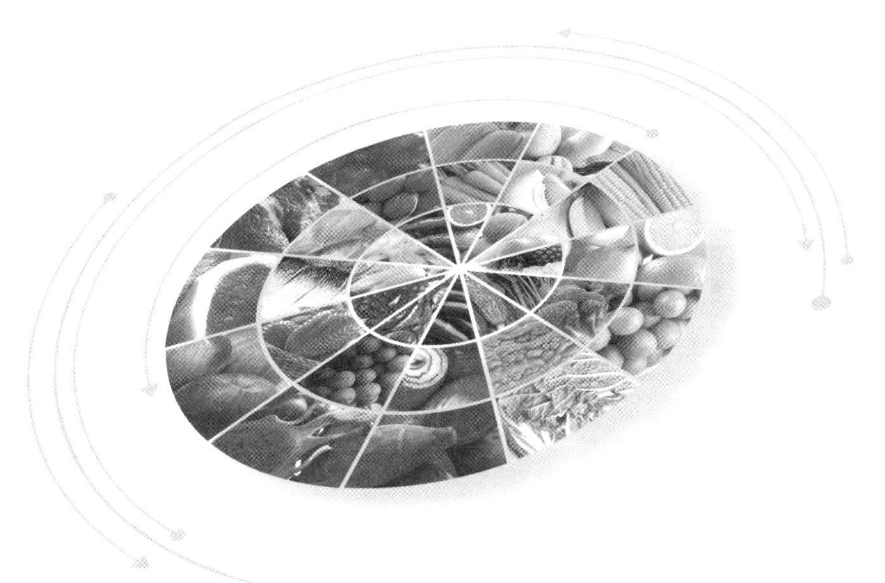

主编◎唐小丽　张　婷　李　涛

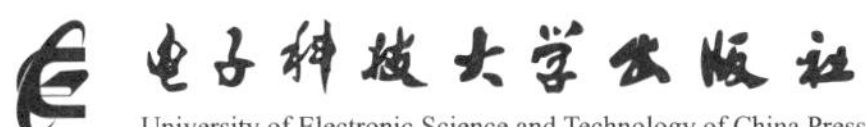


·成都·

图书在版编目(CIP)数据

常见肿瘤患者家庭营养手册 / 唐小丽，张婷，李涛主编. — 成都：电子科技大学出版社，2023.3
ISBN 978-7-5770-0119-7

Ⅰ. ①常… Ⅱ. ①唐… ②张… ③李… Ⅲ. ①肿瘤－食物疗法－手册 Ⅳ. ①R730.5-62

中国国家版本馆CIP数据核字（2023）第042824号

**常见肿瘤患者家庭营养手册**
CHANGJIAN ZHONGLIU HUANZHE JIATING YINGYANG SHOUCE
**唐小丽　张　婷　李　涛　主编**

策划编辑　杨仪玮
责任编辑　杨雅薇

出版发行　电子科技大学出版社
成都市一环路东一段159号电子信息产业大厦九楼　邮编　610051
主　　页　www.uestcp.com.cn
服务电话　028-83203399
邮购电话　028-83201495

印　　刷　四川煤田地质制图印务有限责任公司
成品尺寸　170mm×240mm
印　　张　10
字　　数　185千字
版　　次　2023年3月第1版
印　　次　2023年3月第1次印刷
书　　号　ISBN 978-7-5770-0119-7
定　　价　58.00元

# 前　言

民以食为先。随着经济的高速发展，生活水平的不断提高，大家的生活方式也发生了巨大改变，吃得越来越好，营养过剩的情况也随之出现。中国目前已经是肥胖症大国。肥胖、超重与糖尿病、慢性病、心血管疾病等慢性病的发生密切相关，会提高10多种恶性肿瘤的发病率。

随着医学的发展，综合性治疗方式的实施，癌症患者的治疗效果显著增强，生存期也显著延长。现在，癌症患者和家属不仅关注“治得好”，还关注“活得好”。要活得好，就得吃得好，也就是关注患者的营养问题。《中国常见恶性肿瘤患者营养现状调查报告》的统计数据显示，超过80%的癌症患者出现了不同程度的营养不良，其中，重度营养不良者达26.1%。营养不良会导致两大问题：一是影响抗肿瘤治疗的疗效，二是增加医疗费用的支出。因此，我国肿瘤患者家庭迫切需要一本通俗易懂的营养科普书来了解常见肿瘤患者的营养护理知识，破除营养误区，从而提升患者的营养状况。

本书编写团队来自四川省肿瘤医院，专业知识扎实。本书围绕我国常见肿瘤，解答肿瘤患者的常见营养问题，帮助读者认识食物、破除营养误区。我们衷心希望读者在阅读本书的同时能收获实用的营养学知识，从而吃得好，活得好！

唐小丽

2023年3月

# 编委会名单


**主　审：** 石汉平　吴建林　庄　翔

**主　编：** 唐小丽　张　婷　李　涛

**副主编：** 王国蓉　熊竹娟　吕家华　朱科第　杨智蓉

**编　委：**（按姓氏拼音排序）

陈国英　樊　清　胡　豆　黄桂玉　黄雪梅

江庆华　金海龙　李吟枫　廖洪乙　刘　鑫

缪　艳　庞华容　邱　蕾　王　杰　王　静

王久惠　王雪莹　肖　林　肖　雪　谢　婕

颜红艳　杨明雪　于恺英　曾　瑜　张　瑜

张丽霞　赵　玲　赵　亚　郑　伟　邹　静

# 目　录

# 第一篇

# 认识食物

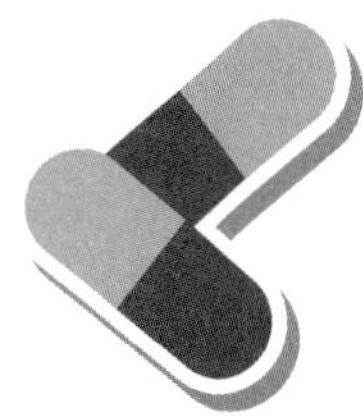

# 第一章　水

> 患者小梅一口气喝了500 mL的水。
>
> 小伟：你喝水太急了，这样喝，肚子会胀得不舒服的。
>
> 患者小梅：医生说我一天至少要喝1500 mL的水，我早中晚喝3次，省时省力。小口小口渴，要喝好久才够量哦。
>
> 小伟：但是一次喝太多水，对身体不好吧。
>
> 那么，怎么喝水才科学呢？

俗话说，人可三日无饭，但不可三日无水。难道水比食物还重要吗？

这得从水的作用说起。水是人体的重要组成部分，在身体内负责运送各种营养物质和氧气，维持各个器官的正常运转，还可以排出体内“垃圾”（如尿素等）。因此，水分不足会导致人体这个“复杂工厂”的运转失灵，出现器官受损、“垃圾”堆积的情况，严重的水分不足会引起急性肾衰竭，甚至危及生命。而人体每时每刻都在消耗水分，如呼吸、出汗、排尿、排便等，一天约消耗2500 mL。因此，我们每天需要喝足够多的水，才能维持体内水分的出入平衡。

## 一、身体缺水的信号

人体缺水会有以下几种表现。

①口干口渴。

②皮肤干燥，如嘴唇开裂、眼窝凹陷、皮肤发痒。

③小便发黄。正常尿液为淡黄色，大多数时候，尿液颜色变深是因炎水分不足。

④大便干燥。

注意！勿等到口渴时才喝水。因为人体出现口渴时，身体一般已丢失2%体重的水分，已处于缺水状态。此外，肿瘤患者在治疗期间，由于抗肿瘤治疗的副作用，会出现口干舌燥、味觉变化、食欲减退等不良反应。因此，以口渴作为补水信号并不准确。

## 二、每人每天应喝多少水

既然缺水的后果这么严重，那水是不是喝得越多越好呢？

答案是“不是”。对于患有严重心脏病、肾病和乙肝等疾病的人群，应适当饮食，避免加重病情。

推荐健康成人每天饮水1500～1700 mL。此外，我们每天的饮水量应该根据环境、饮食、活动量等因素来改变，气温高、出汗多、发烧、腹泻时应增加饮水量。

肿瘤患者如果带有中心静脉置管、经外周静脉穿刺中心静脉置管、植入式静脉输液港，则每天饮水应超过2000 mL，以防止导管堵塞；化疗期间也应该多喝水（2500 mL），保证尿量达2000 mL，以减少化疗药物对肾脏的损伤。

## 三、喝水的方式

推荐主动、分时段、均匀饮水，也就是说，即便不感到口渴，也建议每隔1小时喝一次水，慢慢饮。一次别喝太多，因为大口吞咽水的同时容易吞咽下空气，引起腹胀或打嗝。此外，肾脏排水能力有限，短时间内饮水量一旦超出肾脏排水能力，会稀释血液，对身体产生危害，甚至发生水中毒。

## 四、喝水的时机

①早上起床后喝水，可补充夜间身体消耗的水分，让身体恢复运转。

②饭前1小时喝水，可增强食欲、促进排便。但是，马上要吃饭或刚吃完饭时，不要大量饮水，避免稀释胃酸，影响身体对食物的消化和吸收。

③睡觉前和起夜期间可适当喝水，此时补充水分可减轻血液黏稠度，预防血栓。

④运动前、中、后都应及时喝水，特别是出汗明显时，可适量饮用运动型饮料，补充电解质。

## 五、喝什么?

提倡喝白开水或淡茶水，不喝或少喝含糖饮料。水温以不烫手、不冰手的温度为宜。纯净水中的矿物质和微量元素等营养物质含量较低，不建议长期饮用。

肿瘤患者最好不要喝含糖饮料（包括纯果汁），减少和禁止额外的糖摄入。这是因为蔗糖、麦芽糖、果糖、乳糖在人体内会转化为葡萄糖，而肿瘤细胞快速生长繁殖的能量来源正是葡萄糖。

那么无糖饮料是不是可以喝呢？其实，所谓“无糖”饮料里面也有糖，根据国家标准，每100 mL饮料中糖含量不超过0.5 g，就可以标注“无糖”。此外，无糖饮料为增加口感，会添加甜味剂，一些甜味剂可能会导致肠道菌群紊乱。因此，建议肿瘤患者少喝无糖饮料。

# 第二章 茶

患者小梅：我知道要多喝水，但是天天都喝白开水，没滋没味的，我都快喝吐啦！

小伟：但是白开水最健康、最好啊！

患者小梅：我就想喝点有味道的水。

小伟：那给你泡点枸杞、红枣？

患者小梅：我想要喝茶，花茶、绿茶都可以。

那么，肿瘤病人能不能喝茶呢？

## 一、喝茶跟癌症有关系吗?

目前学界对这个问题还没达成一致，还暂时不明确喝茶跟癌症之间的关系。但是，喝茶量过高可能会增加患病的风险。此外，65°以上的热饮属于2A类致癌物（对人很可能致癌，此类致癌物对人致癌性证据有限，对实验动物致癌性证据充分），因此不建议喝很烫的茶，建议等茶凉一点后再喝。

## 二、喝茶对人体有好处吗?

茶叶里面有多种对人体有益的物质，如茶多酚、咖啡因、茶多糖、少量维生素和矿物质等。喝茶最被大家熟知的作用就是提神醒脑，利尿解乏。其实，常喝茶还有助于抗氧化，有助于降血脂，帮助消化等。总之，喝茶对人体是有好处的。

## 三、喝哪种茶好呢?

我国茶叶有多种分类方法：依照发酵程度，分为全发酵、半发酵及不发酵茶；依照制茶形状，分为散茶、副茶、砖茶、束茶、饼茶等；依照制茶程序，分为毛茶、精茶；依照制茶技术，分为烘青、蒸青、炒青、晒青等；依照茶树品种，分为大红袍、铁观音、本山等。

不同茶叶的虽口感不同，但营养价值多不同，对人体的影响也差不多。绿茶不是发酵茶，含有维生素、蛋白质、氨基酸等营养成分，如果喝了没有心慌、胃痛的反应，就可以选择饮用绿茶。如果饮用绿茶后有不适，可以选择饮用经过发酵的茶，如红茶、乌龙茶等。

## 四、花茶可以喝吗?

花茶正越来越受到人们喜爱，如菊花茶、玫瑰花茶、茉莉花茶。由于不少鲜花都有药用功效，所以花茶不是人人都适合喝的，需要根据自身体质合理选择。例如，菊花茶性质偏寒，一般阳虚体质（平时怕冷）和脾胃虚寒（一吃凉东西就胃痛、胃不舒服）的人不宜多饮。玫瑰花茶和茉莉花茶性温，阴虚体质（手脚心发热、口干、咽干、怕热）的人慎用。

挑选和饮用花茶时要注意以下几点。

第一，买花茶时最好闻一下有没有刺激性气味，也可以尝一尝，如果舌尖感受到刺激性，则品尝的花茶可能是熏过的。还可看色泽，如果花的颜色过于艳丽，就要引起警惕，可能有安全隐患。

第二，一次别买太多，以免因为保存不善，使营养和香味流失。

第三，最好能在中医师的指导下选用。尽量不要同时冲泡3种以上的花茶，每次冲泡的量也不要太多。

第四，不要把花茶当成药品，特别是患有疾病的人更应该慎重饮用，以免引起不适。

## 五、每天喝多少茶是安全的?

成人每日饮用的茶叶量以10 g为宜，推荐分成几次冲泡。请注意，茶叶中含有咖啡碱，具有长效的提神效果，如果肿瘤患者有睡眠问题，可适当减少或不饮茶。饮茶过量可导致失眠，加重胃肠道负担等。

## 六、哪个时间喝更好?

饮茶最好在餐前或餐后1小时左右进行。进餐时饮茶会影响一些矿物质，如钙、铁、锌等的吸收。不建议空腹饮茶，因为茶叶中含有大量鞣酸，会刺激胃酸分泌，导致胃部不适，加重胃部疾病（如胃溃疡）、出现胃痛等症状。此外，空腹饮茶会使肠道吸收过多的咖啡碱，从而产生心慌、头昏等亢进症状。

## 七、喝茶注意事项

第一，喝茶不贪新。采摘下来不足1月的新茶，有些物质（如多酚、醇、醛）尚未被完全氧化，不仅不能发挥有益作用，脾胃功能弱的人饮用后可能有腹泻、腹胀等不适的症状。

第二，喝茶不贪浓。饮用浓茶可能导致心跳加快、心律不齐等不良反应，及出现失眠、睡前兴奋等症状。日常不建议饮用浓茶，可以淡茶水和白开水交替饮用。

第三，不喝隔夜茶。虽然茶叶隔夜放置后，致癌物亚硝酸盐含量变化不大，有效成分茶多酚也不会明显减少，但是，会落入灰尘、虫子等，茶的口感也会变差。因此，不建议饮用隔夜茶。

第四，不喝奶茶。奶中的钙会与茶叶中的茶碱和单宁酸结合，生成不溶于水的钙盐，这种钙盐无法被人体吸收，只能随尿液排出体外，大大降低了牛奶的营养价值。

第五，不用茶水服药。茶中的鞣酸会和很多药物中的成分形成沉淀，降低药效。

# 第三章　肉

患者小梅：今晚我们吃炖鸡、炖排骨？

小伟：隔壁小王不是说，病人不要吃公鸡、黄鳝这些肉，都是发物。

患者小梅：我哪懂这些哦！

小伟：回锅肉、粉蒸肉、红烧肉，这些都可以吃。

患者小梅：我听电视上专家说，不能只吃猪肉，其他肉也要吃。

那么，肿瘤患者要吃什么肉呢？

## 一、肉的种类这么多，该怎么选？

肉的种类是非常丰富的，常见的有猪肉、牛肉、羊肉、鸡肉、鸭肉、鱼肉等。猪牛羊肉的脂肪含量较其他肉多，同时，猪牛羊肉含有一定量的铁。鱼虾类蛋白质含量高、脂肪少，而且有较多的omega-3脂肪酸，这种脂肪酸有一定的抗炎、增强免疫的作用。可见，不同的肉类各有各的优点，交替着吃是最好的。

## 二、每天吃多少肉？

一味吃素，会造成人体营养素缺乏；过量地吃肉，则会导致身体内饱和脂肪偏多、血脂偏多。建议肿瘤患者每天吃20～30 g（烹饪前重量），其中一半为鱼或虾。此外，由于动物内脏富含维生素、矿物质，因此建议每周吃两次动物内脏（如肝、肾等）和动物血，每次约25 g（烹饪前重量）。

## 三、肉菜搭配吃最健康？

肉菜搭配吃最健康的说法是正确的。吃肉的时候搭配上蔬菜，能够减少身体对胆固醇的吸收，同时帮助胆固醇的排出。比如芋头，芋头富含可溶性膳食纤维，堪称“胆固醇的搬运工”，它能帮助我们把体内多余的脂肪和胆固醇排出。

饺子是一种非常适合肿瘤患者食用的，把肉、菜与碳水化合物混合在一起的食物。一次就可以吃到人体所需要的三大营养素——碳水化合物、脂肪、蛋白质，而且饺子非常好消化。注意：肿瘤患者吃的饺子要用煮的方法加工，不要煎、炸。

## 四、吃鱼要吃深海鱼?

肿瘤患者可食用深海鱼。深海鱼富含ω-3脂肪酸，可以调节血脂代谢，降低体内炎性反应，这对肿瘤患者很重要。但是，深海鱼里面含有的嘌呤比河鱼高，长期食用，高尿酸血症的风险可能会增高，同时痛风风险会增加。

水产品最好煮熟吃。生鱼片可以吃，但是一定要经过严格的处理。因为鱼被细菌、寄生虫污染的比例很高。另外，刚刚杀死的鱼不要马上烹饪，因为此时鱼处于僵硬状态，鱼肉中的蛋白质没有分解产生氨基酸（氨基酸是鱼肉鲜美的来源），也就是说，刚杀的鱼吃起来不仅感肉质发硬，也不利于人体消化吸收。放置一段时间后，鱼肉中丰富的蛋白质在蛋白酶的作用下逐渐分解为人体容易吸收的各种氨基酸，味道也鲜美可口。但是，如果放置过久，细菌会大量生长繁殖，导致鱼肉腐败。一般来讲，鱼肉夏天可放置2～3个小时，冬天可放置4～5个小时。

## 五、香肠、腊肉、火腿可以吃吗?

加工肉制品应少吃或不吃。因为这些肉含有防腐剂等各种添加剂，还含有不利于身体健康的成分，比如亚硝酸盐。研究发现，连续每周吃3次以上加工肉类，一次吃2两（100 g）以上的人群，结肠癌患病风险较无此饮食习惯的人高出30%。

## 六、价格便宜时，可以多买肉类囤积在冰箱吗?

不建议大量囤肉。冷冻室的低温能阻止细菌增殖，但无法完全阻止脂肪和蛋白质的氧化，久冻肉不仅风味变差，还会产生加速人体衰老的脂肪氧化产物。

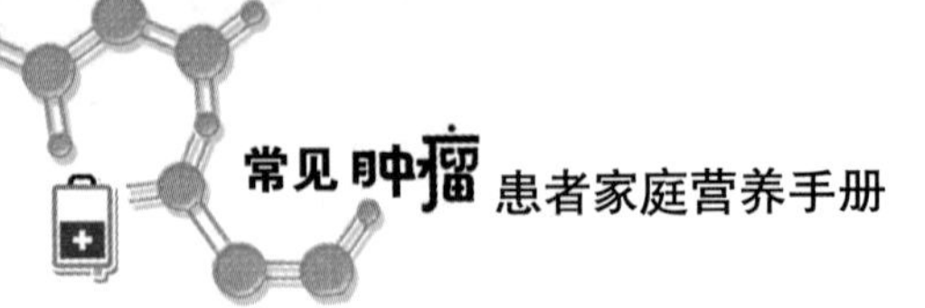


# 第四章　蛋

患者小梅：今天好幸运，买到正宗的土鸡蛋了！今晚吃鸡蛋宴。

小伟：都是鸡蛋，还分什么土鸡蛋、普通鸡蛋哦！

患者小梅：土鸡蛋有营养得多，蛋黄都黄得多。

那么，肿瘤患者应该怎么选择鸡蛋呢？

## 一、土鸡蛋的营养价值高？蛋壳、蛋黄颜色不一样，营养价值也不一样？

这两个问题中的说法是错误的。现在市场上的鸡蛋品种繁多，有乌鸡蛋、柴鸡蛋、绿色鸡蛋，甚至还有生态鸡蛋、杂粮鸡蛋、富硒鸡蛋等，价格也是千差万别。不同种类的鸡蛋，营养素含量差别微乎其微，与价格差别不成正比。挑鸡蛋的原则其实只有一个：新鲜的鸡蛋最好。

鸡蛋有红壳的、白壳的，影响蛋壳颜色的主要成分是原卟啉，该物质无营养价值。除此之外，蛋黄颜色的深浅受诸多因素的影响，如母鸡的年龄、生理状况、行为、饮食方式、生活环境等，与营养价值无关。

## 二、吃蛋不吃蛋黄行不行？

蛋白和蛋黄具有不一样的成分。蛋黄富含蛋白质、脂肪、维生素、矿物质和卵磷脂，蛋白则富含人体所需的8种必需氨基酸。因此，吃蛋时，蛋白、蛋黄都要吃。

## 三、鸡蛋怎么吃最有营养？

吃蒸或煮的全熟蛋最好。鸡蛋不熟会影响营养物质的吸收。溏心鸡蛋中间部分是生的，生鸡蛋里面含有一种蛋白酶抑制剂，这种物质会影响人体对蛋清里蛋白质的吸收。而且，半生不熟的鸡蛋可能有沙门氏菌，误食可能会引起发热，甚至持续高热、全身疼痛，严重的还会出现肠局部溃疡和坏死的情况。

煮鸡蛋要注意，需要凉水下锅，水开后再煮5分钟即可，这样煮出来的鸡蛋既能杀死有害病菌，又能较完整地保存营养物质。若鸡蛋在沸水中煮超过10分钟，鸡蛋内含有的蛋白质结构将变得紧密，不易与胃液中蛋白质消化酶接触，影响人体对蛋白质的消化吸收。

炒鸡蛋要注意少放油，避免高油和高脂肪。同时要注意避免鸡蛋变焦，焦状鸡蛋的蛋白质已经被破坏，而且还会产生致癌物质。

在鸡蛋的各种做法中，卤蛋是不太健康的一种。这是因为卤蛋含盐量很高，加上卤制时间长，大部分营养成分已流失。

## 四、胆固醇高的人可以吃鸡蛋吗?

可以，建议每天吃1个。截至目前，没有证据表明每日进食一个鸡蛋会导致血液中胆固醇增高。实际上，很多人不吃鸡蛋，血脂中胆固醇水平也高于正常值。

## 五、隔夜的煮鸡蛋能吃吗?

如果是熟透的煮鸡蛋，低温保存得当，隔夜后吃一般没问题。如果鸡蛋没有完全熟透，在保存不当的情况下，未熟透的蛋黄容易滋生细菌，造成肠胃不适、胀气等情况。

## 六、生鸡蛋需要清洗后放冰箱吗?

鸡蛋壳上面有成千上万个细小的孔穴，蛋壳表面有一层肉眼看不见的保护膜，将那些孔穴“封闭”了。洗过的鸡蛋破坏掉了保护膜，外面的细菌和病毒就非常容易通过气孔进入蛋内，导致鸡蛋变质，人食用后容易出现中毒的症状。所以保存生鸡蛋时不用清洗。

## 七、 松花蛋、咸蛋等特殊加工的鸡蛋可以吃吗?

这些蛋有一定的营养，但在加工过程中会加入石灰、加纯碱、加盐等，导致蛋含盐高，且有污染风险。因此，吃前需要先蒸几分钟。而且，一天不能吃超过1个。

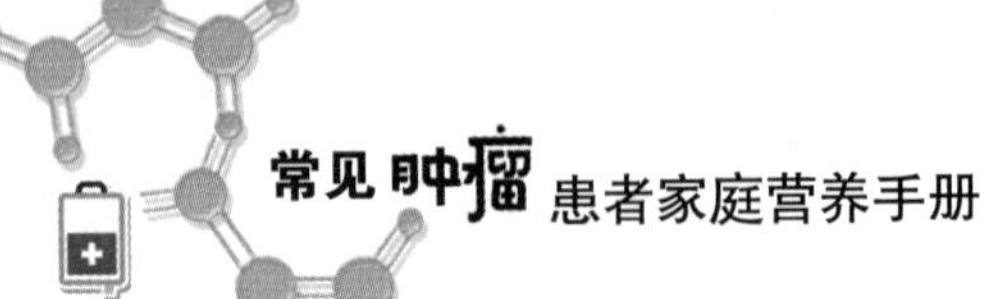


# 第五章　奶

患者小梅：医生让我补充营养，每天至少喝一杯奶。

小伟：市场上这么多种奶，不知道选哪种。

患者小梅：今天喝花生奶，明天喝早餐奶，后天喝红枣奶。

小伟：每天换个口味喝，这样喝奶真的能有营养吗？

那么，肿瘤病人应该如何选择奶制品呢？

## 一、怎么选购牛奶呢？

日常生活中选购牛奶时可“五”看、“一”品、“一”注意、“一”强调。

### （一）“五”看

#### 1. 看营养成分表

牛奶中主要的成分是优质蛋白、矿物质、脂肪和维生素等。蛋白质是对人非常重要的一类物质，因此，在购买牛奶时可比较一下不同品牌牛奶中蛋白质的含量，建议选择蛋白质含量较高的那个。每100 mL纯牛奶蛋白质的含量一般在3～3.6 g左右。除此之外，建议看看钙的含量，一般牛奶含钙量在100～120 mg/100 mL左右。

#### 2. 看牛奶的来源

在本土牛奶和进口牛奶中，选择本土牛奶即可，因为本土牛奶运输时间较短，牛奶质量也更有保障。

#### 3. 看配料

选择配料栏中原料是生牛乳或100%鲜牛奶的牛奶。

#### 4. 看生产日期

超高湿灭菌牛奶的保质期一般为3个月至1年，巴氏杀菌奶冷藏得当可保存约28天，鲜牛奶（袋装或瓶装的）密封后冷藏保存2～3天。捡便宜“买一送一”时定要仔细看生产日期。

5. 看生产厂家

推荐购买多年的大品牌的厂家生产的牛奶。

### （二）“一”品

“一”品就是品尝牛奶的口感。将牛奶倒在玻璃杯中，慢慢倾斜玻璃杯，若有薄薄的奶膜留在杯子内壁且不挂杯，容易用水冲下来，且味道不会特别香，这样的牛奶入胃后会非常舒服。注意，牛奶不是越浓稠越好！

### （三）“一”注意

注意不同人群有不同的选择。正常人群和小孩应选全脂纯牛奶，老年人选维生素A、维生素D丰富的强化维生素牛奶，肥胖人群和血脂、血胆固醇高的人群选择低脂牛奶，经常腹泻和肠胃不好的人群选择不含乳糖的牛奶。肿瘤患者首选全脂牛奶，也可选择不含糖的酸奶，如果有乳糖不耐受的情况，可选择舒化奶。

### （四）“一”强调

对于正在成长中的青少年、儿童来说，不建议喝调制乳饮品，它们不仅无法提供足够的营养物质，里面的添加剂还可能会影响孩子的身体健康。

## 二、市面五花八门的“奶”制品怎么选？

### （一）含乳饮料

根据《含乳饮料》（GB/T 21732–2008）规定，含乳饮料是以乳或者乳制品为原料，加入水及适量辅料经配制或发酵而成的饮料制品。它分为配制型含乳饮料、发酵型含乳饮料和乳酸菌饮料。含乳饮料并不是牛奶，牛奶只是配料之一。

### （二）调制乳

根据《食品安全国家标准调制乳》（GB 25191–2010）对调制乳规范的定义。调制乳是以不低于80%的生牛（羊）乳或复原乳为主要原料，添加其他原料或食品添加剂或营养强化剂，采用适当的杀菌或灭菌等工艺制成的液体产品。

这里又出现了一个名词“复原乳”，那什么是复原乳呢？根据农业农村部发布的《巴 氏杀菌乳和UHT灭菌乳中复原乳的鉴定》(NY/T 939–200)，复原乳是将干燥的或者浓缩的乳制品与水按比例混匀后获得的乳液。

也就是说，调制乳是由生牛乳或者复原乳作为基础，额外添加了一些食品添加剂或者是一些营养物质（如维生素、DHA等）的饮品。

目前市场上调制乳大致分为三种类型：一是营养强化型。即在生牛(羊）乳或复原乳中 添加维生素、矿物质、功能成分，使之不仅具有牛乳的营养，而且还具有某些特定的功能，如高钙奶。二是风味型。即在生牛（羊）乳或复原乳中添加食糖及风味物质，改变产品的 风味、口感，提升嗜好性，如咖啡奶、可可奶、水果香味奶。三是营养素调整型。通过对牛奶中的某种营养素结构调整，使之能够适应某些特定消费群体的需求，如低乳糖乳。

建议选择奶制品时优先选择生产规模大、产品质量和服务质量较好的知名企业的产品。同时，要仔细查看产品包装上的标签标识是否齐全，特别是配料表和产品成分表，以便区分产品类型。再根据产品成分中的蛋白质含量等选择自己需要的产品。

# 第六章 豆

患者小梅：吃不下，睡不好，我现在瘦得像豆芽了。
小伟：豆芽看着瘦，但它的营养价值很高哦！
那么，豆及豆制品有什么营养价值呢？

## 一、大豆及其制品有哪些？

大豆，俗称“黄豆”，因成熟程度不同种皮的颜色会不同（淡绿、黄褐、黑色等）。

大豆制品通常分为非发酵豆制品和发酵豆制品。非发酵豆制品有豆浆、豆腐、豆腐干、豆腐丝、豆腐脑、豆腐皮、香干等，发酵豆制品有豆腐乳、豆豉等。豆芽也算是豆制品，不仅含豆类的高蛋白，还消除了影响蛋白质吸收的成分（胰蛋白酶抑制剂），而且生成了大量的维生素C和B族维生素，营养丰富。

## 二、大豆及其制品有什么营养价值？

大豆及其制品能为人体提供优质蛋白质，丰富的不饱和脂肪酸、钙、B族维生素，还有有益于健康的植物化学成分，不仅可维护肠道环境，还可以降低心血管疾病、绝经期女性骨质疏松的发病风险。100 g大豆的蛋白质含量可达40～50 g，而且大豆中的蛋白质是人体可以高效吸收的。

注意，“日本豆腐”虽然声称是“豆腐”，但其中一点大豆的成分都没有。是以鸡蛋为主要原料，辅之纯水、植物蛋白、天然调味料等制成，并不是大豆制品。

## 三、不吃肉，可以吃豆类替代吗？

在没有肉类的情况下，豆类是最好的蛋白质来源。在日常膳食中，豆制品和肉可以有一定量的等量替代，多食用了豆制品后可以相应减少肉的摄入，豆制品和肉加在一起，建议一天食用不超过3两（150g）。不过，肉和豆制品是蛋白质的两大来源，混搭着吃更健康。但是，不能用豆制品完全替代肉类，因为前者富含植物蛋白，后者富含动物蛋白，均衡摄入才能满足营养需求。因此，如果基于信仰或其他原因而不吃肉类，必须在营养师的指导下均衡膳食。

## 四、每天吃多少更好?

大豆及其制品每日建议吃25～35 g。

## 五、吃大豆会导致性早熟和乳腺癌吗?

豆类及其制品中有植物雌激素，但是这不能直接转化为人体的雌激素，因此不会导致体内雌激素水平过高，不会导致性早熟和乳腺癌。此外，植物雌激素可以促进钙的吸收，降低骨质疏松的风险。有研究证明，男性喝豆浆可在一定程度上降低患前列腺疾病的风险。

## 六、所有豆制品都是对身体健康有益的吗?

豆泡、熏干、卤豆腐等豆制品有一定的营养价值，但不如新鲜豆腐。因为这类豆制品在加工过程中加进了其他成分，比如盐和油，其加工方式、工艺可能造成营养成分的流失。此外，不管是肿瘤患者还是健康人，最好都不吃油炸、熏制的豆制品。

## 七、豆芽可以抗疲劳?

豆芽里含有天门冬氨酸，能够对抗人体的乳酸沉积，消除无氧代谢带来的疲劳感。同时，天门冬氨酸还是一种天然的解酒剂，具有醒酒作用。

# 第七章 谷 薯 类

患者小梅：今天血糖怎么这么高啊？我没吃糖啊！

小伟：你早上喝得粥？

患者小梅：没有啊。就是中午菜太好吃了，我没忍住，吃了2碗白米饭。但是，我晚上吃得少啊，只吃了1两面条。

小伟：我们吃主食要讲究搭配，不能只吃精制米面哦。

为什么主食要搭配吃呢？

## 一、谷薯类指什么？

谷类是传统意义的主食，包括稻米、小麦、玉米、大麦、高粱、小米、燕麦。

薯类主要指具有可供食用的块根或地下茎的一类的陆生作物，包括番薯、马铃薯、山药、芋类等。

全谷物指完整、碾碎、破碎或压片的谷物，其基本组成包括淀粉质胚乳、胚芽与皮层，各组成部分的相对比例与完整效果一样，比如燕麦（片）、玉米、小米、黄米、荞麦、薏米等。

杂豆指除了大豆之外的豆类。

## 二、谷类跟粗粮、杂粮有什么关系？

“粗粮”指的是加工精度较低的谷类，杂粮指的是两种或者两种以上谷类混合而成的制品。

## 三、谷薯类的营养价值有什么？

谷薯类是人体所需碳水化合物，蛋白质，维生素B族和膳食纤维的重要来源。增加谷薯类摄入量，可以降低心血管疾病、2型糖尿病、大肠癌的发病风险，有助于维持正常体重。

## 四、每天应该吃多少？

建议每天吃谷薯类250～400 g（生重），其中全谷物和杂豆类50～150 g；薯类50～100 g（去皮后的重量），大约是半个到2/3个拳头大小的土豆或者或红薯。

## 五、薯类可以代替主食吗？

薯类可以部分替代主食。

薯类富含膳食纤维，适量食用可减少便秘。但是，薯类蛋白质含量低，长期单独食用容易发生营养不良。薯类含有的氧化酶容易在胃肠道里产生大量二氧化碳气体，使人腹胀、呃逆、产气，一次大量食用还会刺激胃酸大量分泌，从而产生“烧心”感。因此，薯类最好在早餐或者午餐时吃，晚餐时吃容易反酸；不宜多吃，要和米面搭配吃，吃的同时可喝一点菜汤。

注意，吃薯类的时候要去皮，因为皮中含有较多碱性物质，易引发便秘。此外，红薯容易感染黑斑病菌，食用后易损害肝脏，因此，食用前一定要去除红薯的褐色或者黑褐色斑点、黑块。

# 第八章 盐

患者小梅：超市里盐的居然有10多种！

小伟：谁说不是呢？不过，我最喜欢海盐，纯天然无污染，吃着最健康。

患者小梅：海水有污染，还是井盐好，地底下千锤百炼出来的，绝对富含各种矿物质！

那么，到底哪种盐更健康呢？

食盐在日常饮食中不可或缺。现在市面上的盐种类繁多，如海盐、湖盐、岩盐，还有加碘盐和非加碘盐。加碘盐包括低钠盐、深井盐、海藻盐等。面对种类繁多的盐，到底该怎么挑选适合自己的呢?

## 一、哪种盐的营养价值更高?

不同种类的盐的主要成分都是氯化钠，在营养上并无区别。

## 二、如何选择适合自己的盐?

普通人群可以根据自己的喜好来选择，不用刻意追求井盐、湖盐、海盐、玫瑰盐等高价盐。

### （一）加碘盐

并非人人都需要食用加碘盐。甲状腺功能亢进、甲状腺炎症等患者不宜食用加碘食盐。生活在高碘地区的居民每天从高碘食物和高碘饮水中已经得到了较高剂量的碘，故也不宜食用碘盐。

### （二）低钠盐

高血压、心血管疾病的患者应当尽量食用高钾低钠盐。肾脏疾病和正在服用保钾类药物的人不要食用高钾低钠盐，否则可能引发高钾血症，出现生命危险。注意，高钾低钠盐相对于普通盐来说，味道不是很咸，使用时容易过量，使用时一定要注意用量，避免放太多盐。

## 三、每天吃多少盐？

每人每日盐摄入量不宜超过6 g，高血压、糖尿病患者要低于5 g，心脏功能不全者、肾功能不全者的摄入量要低于3 g。

注意，由于许多食物中本身含有盐，因此，用于炒菜的盐不宜超过4 g（相当于1啤酒瓶盖的量），高血压、糖尿病、肾病患者应在此基础上适当减量。

## 四、盐吃多了对身体有什么危害？

高盐（钠）增加高血压、脑卒中、胃癌、全因死亡的发病风险，降低盐（钠）摄入能降低血压水平。但是，人体如果长时间不吃盐，也会出现恶心呕吐、乏力、腹胀、疲倦等不适，严重者会出现脉搏细弱，意识淡漠，甚至突然昏厥。

## 五、做菜时加盐的时机？

不同的烹调方式放盐的时机是不同的。蒸菜在烹调之前放盐，烧菜在烹制当中放，炒菜在烹制将毕放盐，凉菜在食用之前放盐。

## 六、日常如何控制吃盐？

①放了盐的汤菜，应避免喝其汤。

②尽量少外出就餐，少点外卖。

③用酱油等调味品时，建议用点、蘸的方式，而不是一次性将酱油都倒进菜里面。因为每6 mL酱油所含钠离子约为1 g盐中钠离子的量，一次性倒入酱油可能导致钠摄入超标。

④不需要在所有的菜里都放盐。

# 第九章 糖

患者小梅：肚子好饿，我们买个小蛋糕吃，好不吗？

小伟：网上说肿瘤细胞最喜欢吃糖了，你现在先不吃这些甜的哈。

患者小梅：那我可以吃不加奶油的面包吗？

小伟：打住！我们还是吃点水果吧。

那么，肿瘤患者可以吃什么糖呢？

## 一、碳水化合物与糖的关系

碳水化合物由碳、氢和氧三种元素组成，含有多羟基的醛类或酮类的化合物。它包括单糖（如葡萄糖）、双糖（如蔗糖）、寡糖（低聚糖）、多糖（如淀粉、膳食纤维、果胶等）。碳水化合物是人体所必需的三大营养素之一，主要通过谷薯类食物提供。

## 二、癌细胞爱吃糖吗?

癌细胞吸收葡萄糖的能力是正常细胞的10倍。癌细胞要迅速生长，就需要大量的能量来供能，意味着需要大量的葡萄糖。那么，既然肿瘤生长依赖葡萄糖，那么我们完全不吃这就能够让肿瘤“饿死”吗？显然不行。因为我们体内其他的健康细胞也需要葡萄糖，尤其是大脑，葡萄糖是大脑的唯一能量来源。因此，我们每天必须摄入适量碳水化合物，它会在体内转化成葡萄糖，为身体提供能量。

## 三、哪些糖可以吃，哪些糖不能吃?

主食中的“糖”可以适量吃，也就是说并不限制主食的摄入，比如谷薯类。添加糖不能吃或尽量少吃，成年人每天添加糖摄入量不超过50 g，最好控制在25 g以下。

添加糖指在食品生产和烹调过程中额外添加的糖和糖浆，不包括食物天然含有的糖。除了限制白砂糖、绵白糖、冰糖、红糖这些“一目了然”的添加糖外，还要警惕饮料、面包、饼干、果酱、蜜饯等食物中含有的“隐形糖”。

## 四、糖的危害有哪些?

过量投入糖可增加龋齿、成人2型糖尿病、肥胖的发病风险。每天每多喝250 mL含糖饮料，2型糖尿病的发病率增加18%。

## 五、癌症患者不吃主食更利于抗癌吗?

生酮饮食是近几年流行的网红饮食方法，简单来说就是基本不吃谷薯类、水果等碳水化合物较多的食物，以大量脂肪和适量肉类为主食。看上去好像很适合癌症患者，毕竟碳水化合物少就意味着摄入的糖分较低、葡萄糖较少，癌细胞缺乏能量来源。

但是，目前没有可靠的证据表明“无糖”饮食或生酮饮食能够降低癌症的发生风险或者增加癌症病人存活机会。简言之，生酮饮食对癌症患者的有效性和安全性还不确定。事实上，严格限制碳水化合物的摄入可能会损害健康，会让人倾向于摄入更多能诱发癌症的食物。对于癌症患者而言，抗癌治疗可能导致营养不良，限制营养物质的摄入可能会加重营养不良，影响治疗效果，甚至危及生命。

## 六、“无糖”食品比较健康?

所谓的“无糖”，可能并不是真的不含糖。根据《预包装食品营养标签通则》(GB 7718-2011)，每100 g食品中含糖≤0.5 g就可以称为无糖食品。也就是说，无糖食品也可能含有糖，只不过含量比较少。除此之外，即便没有额外添加糖（乳糖），也可能含有阿斯巴甜、安赛蜜、三氯蔗糖等甜味剂，它们虽然不产生热量，也不参与葡萄糖代谢，但可能影响正常肠道菌群，会促进胰岛素分泌，引起血糖上升。

因此，无论是不是低糖、无糖食品，都应适量食用。

# 第十章 菜

患者小梅：今天中午吃炖鸡啊？
小伟：对啊，营养又健康！你这两天胃口不好，都没咋吃肉。
患者小梅：菜也很有营养啊，可以补充维生素。
小伟：只吃菜没有蛋白质，人都饿瘦了，怎么抗住治疗？
患者小梅：有些菜也有蛋白质哦！
那么，肿瘤患者怎么吃菜更科学呢？

## 一、为什么要多吃蔬菜？

从营养学的角度上讲，蔬菜里面有三宝——维生素、无机盐和膳食纤维。此外，蔬菜还含有丰富的植物化学物，起到抗微生物、免疫调节等作用，对我们人体有益。当然，也不是所有植物化学物都对人体有益，像发芽的马铃薯、鲜黄花菜中含有的植物化学物就会导致人中毒。

多吃蔬菜（尤其是十字花科的蔬菜），可以降低心血管疾病的发病和死亡风险，可以降低肺癌、食管鳞（腺）癌、结肠癌的发病风险，可以降低胃癌、乳腺癌发病风险及降低2型糖尿病的发病风险。

## 二、健康生活为什么需要菇？

此说法中的“菇”指菌藻类蔬菜，包括食用菌和藻类食物两大类。食用菌常见的有蘑菇、香菇、平菇、金针菇、竹荪、茶树菇、银耳和木耳等，藻类常见的有海带、紫菜、发菜、海苔、龙须菜、海白菜等。

菌藻类是蛋白质、膳食纤维、碳水化合物、维生素和矿物质含量丰富的食物。干燥的菌藻类食物中蛋白质含量高，有的甚至高达20%。

因此，建议肿瘤患者每天吃菌藻类蔬菜，且与肉类搭配在一起吃，这样才

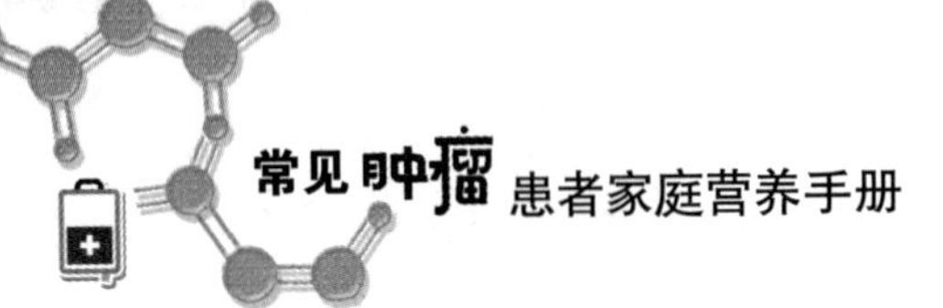


能起到营养互补的作用。

## 三、每天吃多少蔬菜?

推荐肿瘤患者每天吃300～500 g蔬菜，种类最好在5种以上。吃蔬菜可以遵循彩虹效应，就是说每天吃的蔬菜颜色最好像彩虹一样多。以绿叶蔬菜为主，同时注意多吃深色蔬菜（深绿色、红色、橘红色、紫红色蔬菜、西兰花、胡萝卜等）。

## 四、超市里切好的蔬菜或水果可以买吗?

蔬果的表皮或壳被去除后，其含有的维生素及其他营养成分就易流失。蔬果切得越小，暴露时间越长，越容易变质。

此外，很多果蔬的皮富含营养物质。比如，西红柿外皮有很多的膳食纤维；洋葱的外皮中含有增强毛细血管作用的维生素P等物质，具有防止高血压、动脉硬化发生的作用；萝卜皮也具有相当高的营养成分。因此，我们每天必须摄入适量碳水化合物，它会在体内转化成葡萄糖，为身体提供能量。

## 五、担心蔬菜上有农药残留，所以买菜喜欢买带虫子眼儿的，这样做对吗?

蔬菜上的虫眼不能作为没打农药的判断标准。

现在农业使用的基本是高效、低毒、低残留的农药，通过光照、清洗等步骤能够去除大部分农药，所以不用过于担心。

## 六、如何清洗蔬菜?

蔬菜近根部的菜帮和菜蒂是农药残留最多的部分，这主要与蔬菜的生长方式及喷药方法有关，最好丢掉，不要食用。可用流动水充分冲洗蔬菜，凹陷处可用柔软刷子刷洗，清净后再浸泡10～15分钟，以去掉残留农药。

## 七、剩饭剩菜吃了会患癌吗?

一般来说，剩饭剩菜中产生的亚硝酸盐不足以致癌。所以偶尔吃剩饭剩菜对健康影响不大，但要记得吃前充分加热。

隔夜菜中亚硝酸盐产生的多少与食物种类及存放条件有关，比如绿叶蔬菜比肉类、被翻动过的菜品比未翻动过的菜品在存放过程中产生的亚硝酸盐更多。所以，建议蔬菜即便没吃完也要丢弃。

如果吃剩饭剩菜，一般来说，“隔顿菜”是可以吃的，早饭剩下了中午吃，中午剩下了晚上吃，尽量在5～6小时以内吃完，尽量不要隔夜食用。

菜炒多了或者是需要带饭的情况下，应将炒好的菜用干净的筷子先分装好，放入冰箱保存。

## 八、吃了蔬菜就可以不吃水果吗?

水果中的碳水化合物、有机酸、芳香物质比新鲜蔬菜多，而且水果食用方便、不需烹调加热，营养成分不会因烹调而受损。所以，蔬菜无法代替水果。

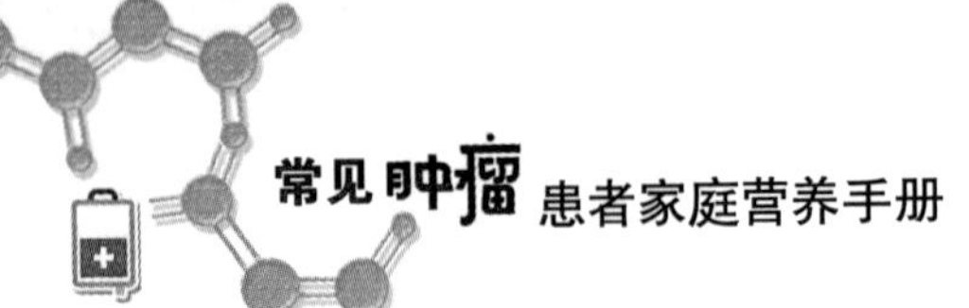


# 第十一章　果

小伟：吃砂糖橘吗？

患者小梅：好啊，就吃5个吧！

小伟：太多了！

患者小梅：水果营养丰富，还补充维生素。

那么，水果吃越多越有营养吗？

## 一、吃水果有什么好处？

水果富含维生素、无机盐和膳食纤维。吃水果可以降低心血管疾病、消化道肿瘤（胃癌、大肠癌、食管癌）发病风险。

## 二、买哪种水果最营养？

一年四季，均有营养价值丰富的应季水果。不仅如此，应季水果由于产量大，价格也比较实惠。因此，建议食用应季水果。

注意，糖尿病患者应当选择含糖量低、升糖指数低的水果，西瓜、苹果、梨、橘子、猕猴桃等含糖量较低，而香蕉、红枣、荔枝、山楂、菠萝、甜橘、葡萄等含糖量较高。

## 三、哪个时间最适合吃水果？

在两次正餐中间（如上午10点或下午3点）或睡前一小时吃水果，可避免一次性摄入过多的碳水化合物而使胰腺负担过重。不提倡在餐前或餐后立即吃水果。

## 四、每天吃多少水果？

血糖正常者，一天吃200～350 g水果。如果血糖偏高，在血糖允许的情况下，一天的水果摄入量不要超过200 g。

此外，不要长期只吃某一种水果，应该多种水果搭配着吃。

## 五、水果、蔬菜、维生素片能互相替代吗？

大多数水果的维生素C含量远小于蔬菜。除了维生素C，多数蔬菜含有的其他维生素、矿物质、膳食纤维和植物化学物质的含量也高于水果。所以，每天食用500 g左右的蔬菜是必需的。如果不吃蔬菜，只靠水果绝对不足以为身体提供足够的营养素。

同样的，不能用蔬菜或维生素片取代水果。水果含有有机酸和芳香物质，在促进食欲、帮助营养物质吸收方面具有重要作用。而且，水果不需要烹调，没有营养流失的问题。

总之，蔬菜、水果、维生素片之间绝不可以互相代替，蔬菜和水果的营养价值各有特点，每餐有蔬菜、每日吃水果才是健康的膳食。

## 六、新鲜水果汁是水果的精华，更健康？

首先，水果榨汁后其主要的营养物质（如大部分纤维素和部分维生素）被破坏了，尤其是过滤后的果汁，水果营养大幅损失。如果直接用榨汁机榨汁，维生素C损失量最高可达到84%。其次，水果榨成汁后，含有大量的游离糖。市售纯水果汁的含糖量在10.3 g/100 mL左右，甚至有500 mL的果汁含50 g糖的情况。“喝果汁”并没有大家想象得那么健康，很可能会因喝果汁而糖摄入超标。

总之，水果，能用吃的就别用喝的！

## 七、水果干能代替水果吗？

水果干不能替代水果。

水果干是把水果的水分蒸发的产物。在制作水果干的过程中，水果中的维生素C会被破坏，但糖分还在。食用水果干容易导致摄入过量糖分，从而给身体增加来更多的负担。

## 八、进口水果营养价值越高吗？

许多人以为价格昂贵的水果，其营养价值一定比价格便宜的水果更高，有些人还认为进口水果营养价值比国产水果高。其实，进口水果的营养素含量不一定高，因为在旅途中水果就已经开始发生营养物质的降解了。而且，由于要长途运输，进口水果往往不等完全成熟便被采摘，然后通过冷冻等手段进行保鲜，这很可能影响水果的品质。吃水果，还是以新鲜的、当季的最佳。

## 九、多吃水果能补充所有维生素吗?

多吃水果不能补充所有维生素。

很多人误认为“维生素=水果”。实际上，水果主要提供维生素C，而B族维生素或其他维生素需要通过谷类、牛奶、肉类等食物获取。

# 第十二章 油

患者小梅：今天吃猪油拌饭？

小伟：光听着名字我就开始流口水了。但是你不能吃！

患者小梅：为啥？

小伟：猪油是动物油，不健康！

那么，肿瘤患者该如何选择食用油呢？

## 一、食用油有哪些？

食用油主要有动物性油脂（猪油、羊油、牛油等）和植物油两类。植物油常见的有菜籽油、橄榄油、花生油、大豆油、植物调和油等。

## 二、植物油都是健康的吗？

植物油不全是健康的。椰子油饱和脂肪酸含量高达82.5%，摄入过多会增加心脑血管疾病风险。棕榈油高温加热不易冒烟，常被用来炸鸡翅、薯条、薯片等，但棕榈油富含50%饱和脂肪酸。世界卫生组织建议，每日饱和脂肪酸的摄入量要控制在总能量摄入的10%以下。我们日常膳食均含有饱和脂肪酸，尤其是畜肉和奶制品。因此，尽量不要选择这两类植物油烹调食物。

## 三、日常生活中最好吃哪种油呢？

不同的植物油，其脂肪酸的构成不同，比如橄榄油、菜籽油的单不饱和脂肪酸含量较高，玉米油、葵花籽油则富含亚油酸，紫苏油中富含α-亚麻酸等。并没有哪种植物油是十全十美的。

因此，最科学的“吃油”方式是各种油交替食用，不同的烹饪方式可以选择不同的油。如煎、炒菜可以选用花生油、大豆油、玉米油、葵花子油，凉拌菜可以用橄榄油、芝麻油。

动物性油脂尽量不要用于炒菜，虽然它们含有B族维生素和矿物质等营养物质，但是由于其同时有大量的饱和脂肪酸，摄入过多容易长胖，导致血脂升高，甚至增加患冠心病的风险。

## 四、每天吃多少油才健康?

血脂、体重正常的人每天食用的油不超过30 g。而老年人，血脂异常、肥胖及有肥胖相关疾病、肥胖家族史的人群，每天的用油量要低，可降到20 g。

注意，花生、瓜子、开心果等坚果里都有看不见的油。高脂血症患者必须控制坚果的摄入量，一天不能吃超过一小把的花生米，换成核桃的话，不能超过3个核桃。

## 五、油吃多了有什么危害?

油吃得过多会长胖，高血糖、高血压、高尿酸、脂肪肝、心血管疾病等疾病的发生风险也会大大增加。

## 六、炸肉后的油，改天接着用行不行?

任何食用油都不适合高温、反复使用。食用油长时间在高温条件下会发生变化：营养物质（不饱和脂肪酸、维生素等）被破坏、有害物质（饱和脂肪酸和反式脂肪酸）含量急剧上升，甚至形成有毒物质，食用后会对人体产生不良影响。

## 七、深海鱼油对肿瘤患者更好吗?

深海鱼油对人体无用也无害。深海鱼油富含ω-3脂肪酸，理论上说，它可以增强全身的抵抗力，增强肿瘤细胞膜对于放、化疗的敏感性，降低体内炎性反应。但是，目前没有可靠证据证实这种效果。

## 八、反式脂肪不能吃吗?

反式脂肪的主要来源是部分氢化处理的植物油，对健康毫无益处，不仅危害身体健康，还会增加患心血管疾病的风险，对精神健康也有影响。因此，应尽量避免吃有反式脂肪的食物，如炸鸡、薯条、爆米花、饼干、蛋糕、巧克力等。此外，反式脂肪有很多好听的名字，比如代可可脂、氢化植物油、人造奶（黄）油、起酥油、植脂末等。大家在购买时应先看食物标签，避开含有反式脂肪的产品。

# 第十三章 调 味 料

患者小梅：肉丸子居然没放姜蒜？好腥哦，吃不了。

小伟：姜蒜上火，你现在不能吃。

患者小梅：我晓得生病了要吃清淡点。但是，回锅肉不放豆瓣酱，是不是过分了？肿瘤患者真的只能吃清淡的食物吗？

## 一、肿瘤患者要吃清淡一点?

很多人错误地认为，生病了就要吃清淡一点，顿顿都是清汤寡水，少油少盐。其实，这样会导致患者胃口差、营养不良，影响抗癌效果。患者在治疗期间，常由于治疗出现恶心呕吐、便秘、腹泻等身体反应，此时更需要美味的食物来提高饮食的摄入量，保证营养。

因此，在治疗期间，在无过敏情况、食用后无明显不适的情况下，像葱、姜、蒜、辣椒、酱油、味精等调味料，癌症患者是可以适当食用的。

## 二、调味料怎么选?

做菜离不开“油盐酱醋”，前两者在前面已经有过详细阐述，这里就不再讲，这里只讲酱油的选择。市面上的酱油产品琳琅满目，但配料基本大同小异。

比如酿造酱油，除了基本的水、黄豆、小麦、白砂糖、食用盐外，就是各种添加剂。给大家解读一下：谷氨酸钠是味精，焦糖色是着色剂，苯甲酸钠、山梨酸钾是食品防腐剂，三氯蔗糖、安赛蜜、甘草酸三钾是甜味剂，肌苷酸二钠、鸟苷酸二钠是增甜剂。

酱油尽量选择配料中添加剂少的。虽然添加剂都是在国家允许范围内，但是在有选择的前提下，还是选添加剂少的。

## 三、放了酱油，盐就要少放吗?

这个说法是对的。酱油的含盐量一般在18%左右，即每6 mL酱油里大约有1 g盐。想要减少盐摄入，可以将酱油倒在小碟里面蘸着吃，这样摄入的盐量比烹饪时直接倒入酱油要少不少。

## 四、酱油、醋开封后能放多久?

酱油、醋开封后根据产品标签上的贮存条件进行存放，通常可保存2～3个月。

# 第二篇

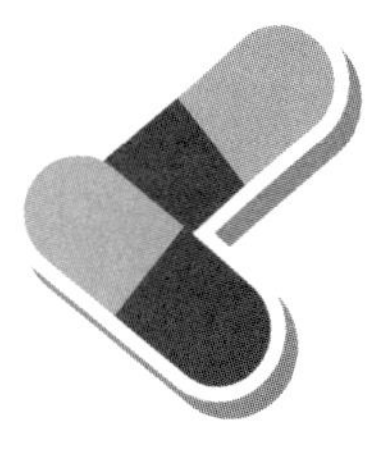

# 常见恶性肿瘤患者的营养护理

# 第一章　肺　　癌

## 第一节　什么人容易得肺癌

### 一、高龄人群

随着年龄的增加，肺癌的发病率也呈直线上升趋势，45～54岁年龄组占肺癌发病总构成的14%，55～64岁年龄组占25%，65岁及以上年龄组占55%。75岁是肺癌发病率的高峰，男性患者居多。

### 二、吸烟人群

根据国家癌症中心2019年数据显示，我国70%以上的肺癌死亡由吸烟引起，二手烟同样可能导致肺癌。香烟中的苯并芘、尼古丁、亚硝胺和少量放射性元素等，均有致癌作用。与不吸烟者比较，吸烟者患肺癌的风险高出不吸烟者4～10倍，重度吸烟者甚至达到10～25倍。初始吸烟年龄越小、吸烟时间越长、吸烟量越大，肺癌的发病率越高。

### 三、职业暴露人群

接触职业致癌因子，如石棉、铬、镍、砷、铍、煤焦油、芥子气、三氯甲醚、氯甲甲醚、烟草的加热产物，铀、镭等放射性物质衰变时产生的氡和氡气、电离辐射和微波辐射等，可能使肺癌的发生率增加3～30倍。

### 四、生活在空气污染环境中的人群

室内环境污染和室外大气污染均被列为空气污染的范畴。吸二手烟，吸烹调、室内用煤及烟煤或其燃烧不全的产物，均为肺癌的危险因素。城市中机动车辆的尾气、采暖及工业燃烧的废气等导致的大气污染与肺癌的发病也密切相关。

### 五、肺部疾病者及其他基础疾病的人群

结核患者、2型糖尿病患者、COPD（慢性阻塞性肺疾病）患者、病毒感染、真菌毒素（黄曲霉）肺气肿史、慢性支气管炎、或肺炎与肺癌风险增加有关。

### 六、有肺癌家族史的人群

肺癌的发生多是由个体遗传易感性与环境致癌因素相互作用的结果。研究发现，肺癌患者亲属中因肺癌死亡的例数高于无肺癌家族史的亲属，故肺癌的家族聚集性是肺癌发生的危险因素之一。

## 第二节　日常饮食要注意什么

### 一、肺癌患者优选的水果

#### （一）无花果

研究发现无花果中的抗肿瘤成分通过抑制癌细胞蛋白的合成对肺癌等有一定作用，可作为肺癌患者的食疗佳果。

#### （二）猕猴桃

每百克猕猴桃维生素C含量为150 mg，居水果之冠。猕猴桃能通过保护细胞间质屏障，消除食进的致癌物质，对延长癌症患者生存期起到一定作用。

#### （三）草莓

草莓中含有鞣花酸，能保护机体免受致癌物的伤害，且有一定抗癌作用。草莓有生津止渴、利咽润肺之功用，适于肺癌患者食用。

### 二、放化疗期间的饮食

建议肺癌患者不要在化疗或放疗期间服用高剂量的维生素，因为维生素可能会修复癌症治疗引起的癌细胞损伤，使治疗效果降低。目前推荐在化疗放疗期间最好避免膳食补充剂，除了治疗已知的某种营养素缺乏症外，要避免每日维生素超量。

# 第二章 肝 癌

## 第一节 肝癌致病因素

### 一、黄曲霉素

我国的一些肝癌高发区为气候潮湿的地区。潮湿的气候易导致食物霉变，霉变的食物中，黄曲霉素的含量往往很高。黄曲霉素的代谢产物黄曲霉毒素B1（AFB1）有强烈的致癌作用，食用黄曲霉素污染的食物是肝癌发生的重要原因之一。世界卫生组织（WHO）早在1993年就将黄曲霉素列为1级致癌物。

黄曲霉素是由黄曲霉菌产生的一种无臭、无味、无色的化合物，是生活中的“隐形杀手”。黄曲霉素毒性极强，一粒芝麻大小的黄曲霉素即可诱发癌症。且其耐高温、不溶于水，268℃才能将其灭活，日常烹饪温度无法破坏黄曲霉素。这些霉菌最喜欢“亲近”五谷杂粮和坚果，大米、大豆、玉米、花生在湿热的天气时发霉出现的一层绿色的绒毛状东西中就含有黄曲霉菌。

### 二、饮水污染

饮水污染与肝癌发生密切相关。沟塘水含有藻类（尤其是蓝绿藻），可污染水源，长期饮用被藻类污染的水，可能引起肝细胞坏死并导致肝癌的发生。此外，水中含有的寄生虫（如血吸虫、华支睾吸虫）对人体的长期侵袭也可能导致炎症诱发肝癌。

### 三、长期大量饮酒

长期大量饮酒人群患酒精肝概率明显增加，且在此基础上很可能发展为肝硬化，甚至是肝癌。饮酒通过3种途径诱发肝癌：①酒精引起肝硬化；②酒精与其他因素的协同作用，如饮酒与乙型肝炎具有协同致癌作用，长期大量酒精是促使乙肝病人向肝硬化及肝癌转化的最大危险因素；③酒精性肝病的进展与其他肝癌危险因素有关，如HBV（乙型肝炎病毒）、HCV（丙型肝炎病毒）、饮酒（乙肝患者中饮酒人群比不饮酒人群的癌变率高3倍）。

## 四、饮食习惯

长期进食高热量、高脂肪、高胆固醇、刺激、辛辣、油腻的食物，进食过烫、三餐不定时等习惯都会增加消化系统肿瘤的发病率。值得注意的是，腌制食物、酸菜等在体内可转变亚硝胺类物质，此类物质是一种损伤肝脏的强致癌物质，长期食用也会增加患肝癌的风险。

## 五、微量元素缺乏

硒元素缺乏可能是肝癌的一个致病因素。研究发现，低硒含量人群患肝癌风险是高硒含量人群的5～10倍。此外，微量元素钼、锰、锌缺乏，铁代谢障碍，镍、砷过多会使肝癌患者体内的铜蓝蛋白活性明显升高，在一定程度上与肝癌有关。

## 六、非饮食高危因素

### （一）疾病史

①病毒性肝炎如乙型肝炎（HBV）、丙型肝炎（HCV）被证实属于我国肝癌的主要危险因素。

②肝硬化是肝癌发病的主要病理基础，大部分肝癌患者是由感染乙肝病毒患上慢性乙肝，进一步发展为肝硬化，最终罹患肝癌，形成“肝炎—肝硬化—肝癌”三部曲。

③糖尿病、肥胖等有代谢综合征人群患肝癌风险增加。

因此，高危人群一定要重视健康体检，建议高危人群至少每6个月进行1次检查。

### （二）吸烟

吸烟会影响肝脏的脂质代谢作用，加重肝脏负担，进一步影响肝脏解毒功能。同时，香烟中的尼古丁、亚硝胺类和多环芳烃等化学物质均为致癌物质，直接损害肝脏，增加肝癌发病概率。

### （三）家族史

肝癌不是遗传病但有一定的家族聚集性，因此家里有肝病家族史的人群需要定期体检，尤其是年龄40岁以上的男性。

### （四）药品的致癌作用

药品的肝损伤毒副作用可能与肝癌发生有关，长期口服含高剂量的雌激素和孕激素的避孕药，长期使用甲睾酮、去氢甲睾酮和羟甲烯龙等也可能与肝癌发病有关。

# 第二节　日常饮食要注意什么？

## 一、饮食原则及平衡膳食

预防肝癌应该注意饮食营养均衡，进食含优质蛋白质、适当热量、低脂肪、富含维生素、纤维素的食物，补充微量元素，食物以清淡、易消化为宜。蔬果中富含的维生素A和维生素C能增加肝脏解毒能力，其中的微量元素硒同时能保护肝脏，富含的自由基清除剂有抗癌变和预防肿瘤的作用。

## 二、远离致癌物质，注意饮食卫生

### （一）远离高致癌物质的黄曲霉素和亚硝胺类食物

做好粮食保管，最好将粮食保存在低温、通风、干燥处，避免污染，防霉去毒；坚决不吃过期发霉的食物，尽量少吃腌制、熏、烤等食物。生活中遇到以下情况要谨慎，避免误食致瘤物质。

①肉眼可见的受潮发霉的五谷杂粮和坚果类和水果

②五谷的衍生制品：如霉变的豆腐制品、花生油、花生酱、玉米油、玉米粉、五谷粉、五谷饼、零食等，这类成品无法辨别原料是否健康，需选择正规厂家生产、包装良好的食品。

③注意发霉的木筷子，因为霉菌中可能产生黄曲霉素。

### （二）注意限酒和戒烟

一般人群饮酒者的饮酒量应 < 12 g/d，避免发生酒精性肝炎，损害肝脏的解毒功能。

### （三）改善饮用水水质

生活中注意饮用水的洁净，不喝浅井水和地沟水等受污染的水。饮茶是肝癌的保护因素，茶多酚可清除体内过量的自由基，抑制和杀灭病原菌，降低肝癌的发病率；但饮茶宜适时适量，不宜过浓。

# 第三章 胃 癌

## 第一节 胃癌致病因素

### 一、遗传

目前还没有证据证明胃癌具有遗传性，但已证明其具有家族聚集性。有家族史的人要注意做好预防，定期检查。胃癌患者亲属的患病率比正常人群高4倍。

### 二、环境

胃癌发病率与环境因素有一定关系。高纬度地区胃癌的发病率较高。生活在泥炭土壤地区的居民，其发病率也较生活在沙土或黏土地区的居民高。土壤中锌与铜含量的比例与胃癌的发病率也有关。

### 三、饮食

长期不规律饮食可能导致胃溃疡的发生，胃溃疡或者胃炎长期不愈合可能引起胃癌。此外，饮酒或者食用辛辣食物可能导致胃黏膜损伤，使胃癌发生风险增高。长期吃腌制食物也可能在亚硝酸盐的刺激下引起胃部细胞癌变和导致胃癌发生。

### 四、幽门螺杆菌感染

感染幽门螺杆菌后，如果没有及时进行治疗，任病情发展，会诱发胃癌。

### 五、胃疾病

患有萎缩性胃炎、肠胃炎、胃息肉、胃溃疡等的人群发生胃癌的概率比未患此类疾病的高；胃黏膜不典型增生、肠化生的病人发生胃癌的概率也比未患此类疾病的人要高。

## 第二节 日常饮食要注意什么?

### 一、合理膳食

日常生活中要合理饮食，辛辣食品入胃后，可能对胃黏膜造成一定的刺激，长期刺激可使胃黏膜损伤。食物本身或受加工、储藏、烹饪等影响，可含有致癌物质。因此，胃癌患者应忌食辛辣食品，腌制、烟熏和霉变食品。

### 二、进食原则

胃癌患者进食的总原则为软烂稀碎，优先选择容易被消化的食物。推荐以富含营养的半流食为主。推荐食用肉质偏嫩的肉丸。如鸡肉丸、虾肉丸等，这类食物容易被消化吸收，不会增加胃的负担。

### 三、少量多餐、吃清淡易消化的食物

对于放、化疗及手术后的患者，由于其消化功能减弱，增加进餐次数可以达到减轻消化道负担，增加食物摄入量的目的。

# 第四章 食 管 癌

## 第一节 食管癌致病因素

### 一、饮食习惯

#### （一）吃得太烫

食管在正常情况下，耐受温度范围为50～60 ℃。摄入65 ℃以上的食物，会增加患食管癌的风险。茶水温度≥60℃、偏爱滚烫热茶、泡茶到饮用间隔时间很短都与食管癌的发生风险相关。

#### （二）吃得太辣

研究指出，过于辛辣的食物容易损伤食管上皮，引起上皮细胞变性、上皮细胞核酸代谢受影响，从而出现黏膜炎症，长此以往，有可能使食管发生癌变。

#### （三）爱吃腌制食物

食用酸菜的量与食管癌的发病率明确相关。研究发现，我国华北食管癌高发区（主要是河南、河北、山西交界的太行山地区）的饮水中，硝酸盐和亚硝酸盐含量较食管癌低发区显著增高，可能是食管癌的一个重要致病因素。

#### （四）吃得太粗糙

食物太硬或咀嚼不细，粗糙的食物在经过食道的时候会损伤食管的黏膜，长期保持这样的饮食习惯，反复的“黏膜损伤—修复—再损伤—再修复”过程，这也就可能导致食管癌的癌前病变。

### （五）蔬菜水果摄入量低

蔬菜水果摄入量低、营养不良及微量元素缺乏可增加食管鳞状细胞癌的发病风险。饮食缺乏动物蛋白、新鲜蔬菜和水果，摄入的维生素A、维生素B1、维生素B2及维生素C的不足，是食管癌的危险因素。流行病学调查证明，缺铁性贫血、缺乏微量元素（钼、铜、硼、锌、镁和铁等）都可能间接地诱发食管癌的发病。

## 二、遗传因素和基因

研究显示食管癌的发病有明显的遗传易感性，约有40%的食管癌患者有食管癌家族史。在食管癌高发家族中，染色体数目及结构异常者显著增多。

## 三、吸烟、喝酒

研究指出，吸烟者患食管鳞状细胞癌的概率比不吸烟者高5倍，且在吸烟诱发的食管鳞状细胞癌方面，男性的风险高于女性。研究指出，酒精已被确定为食管鳞状细胞癌的危险因素。每周平均酒精摄入量超过170 g，患食管鳞状癌的风险明显增加。喝高度白酒，以及同时吸烟、酗酒的人发生食管癌的概率更高。

## 四、高危人群

年龄大于40岁，并符合下列任一项危险因素者为食管癌的高危人群。

①高发地理位置：河南、河北、山西、潮汕、苏北、川北（南充、绵阳、广元、巴中、广安，尤其盐亭、三台、郎中、南部、苍溪县)。

②有上消化道症状，如恶心、呕吐、腹痛、反酸、进食不适等症状。

③食管癌家族史。

④食管癌前病变。

⑤长年累月饮食粗糙、口味重、冷热不均和狼吞虎咽，以及吸烟、喝酒、患头颈部或呼吸道鳞癌等。

## 第二节　日常饮食要注意什么？

### 一、适宜饮食

多吃含有丰富维生素、矿物质和纤维素类的新鲜蔬菜和瓜果，各类食物的营养成分应保持平衡。维生素A和维生素C具有防治肿瘤的作用，维生素B2可降低食管上皮细胞增生的癌变率。食物尽量选择易消化、软食或呈半流质的食物，如牛奶、麦片、蜂蜜等。养成良好的饮食习惯。

### 二、饮食禁忌

①不吃霉变、烟熏、腌制类食物，少食辛辣香燥的食物。

②避免长期吃过烫、过粗糙的食物，也不要过快进食。

③减少重口味、不健康食物的摄入，咸菜、咸肉等食物中含有致癌物质亚硝酸盐，应少吃。

④不吃存放过久的食物，发霉的米、面、花生等食物中含有致癌的黄曲霉素，不要吃！

⑤不吸烟、不饮酒，少吃煎炸、烧烤食物。

经常吃烫的食物及辛辣刺激食物的人，如果出现进食不畅或胸骨后烧灼疼痛感，需及早检查。

### 三、吞咽困难的食管癌患者应如何保证营养支持？

临床发现，大多数食管癌患者以稀饭为主要食物，能量和蛋白质摄取均不达标。此时可用婴儿米粉代替米汤，既方便食用且营养成分比稀饭更多，也可口服匀浆膳食、牛奶、粥类、五谷粉等。

匀浆膳食制作方法：将每餐所需要的食物洗干净后全部混合，加适量水一起捣碎搅匀（可用医用组织捣碎机或食品捣碎机捣碎），待全部搅成无颗粒糊状后加食盐1～2 g即可。匀浆膳食的热能和营养要求可根据病情和个人的饮食习惯自行配制。建议现配现用。

流质饮食与口服营养制剂相结合的食谱如表1所列。

表1 流质饮食与口服营养制剂结合食谱

| 时间 | 食物内容 |
|---|---|
| 早上 | 豆花+粥或蛋花+粥 |
| 上午加餐 | 口服营养制剂(2000 kcal) |
| 中午 | 浓鸡汤煮薄面片 |
| 下午加餐 | 口服营养制剂(2000 kcal) |
| 晚餐 | 碎肉末粥 |
| 晚上加餐 | 口服营养制剂(2000 kcal) |

# 第五章　大　肠　癌

## 第一节　大肠癌致病因素

大肠癌是结肠癌及直肠癌的总称，为常见的消化道恶性肿瘤之一。大肠癌的致病因素主要有以下几种。

### 一、饮食习惯

大肠癌的发生与高脂肪、高蛋白和低纤维饮食习惯有一定的相关性，在日常饮食中，喜食高脂肪、高蛋白和低纤维食物，以及过多食用腌制及油煎炸食品的人，容易诱发大肠癌；维生素、微量元素及矿物质缺乏的人大肠癌的发病概率较高。

### 二、遗传因素

大肠癌的发生与遗传有关，家族性肠息肉病、遗传性非息肉病性大肠癌的突变基因携带者及散发性大肠癌病人家族成员的大肠癌发病率高于一般人群。

### 三、癌前病变

多数大肠癌来自腺瘤癌变，绒毛状腺瘤及家族性肠息肉病的患者癌变率最高；肠道疾病如溃疡性结肠炎、克罗恩病及结直肠息肉、腺瘤与大肠癌的发生也有关系。

### 四、精神因素

长期精神压抑、不适应环境、不能自我调节、焦虑等被认为是癌症的易感行为模式，长期处于这种行为模式的人患大肠癌的概率会增加。

### 五、年龄、性别及其他

大肠癌的发病率与年龄有关，随年龄的增加，大肠癌发病率逐步上升，尤其在60岁之后，大肠癌的发病率及死亡率均显著增加。男性患大肠癌的风险略高于女性，吸烟、过量饮酒也会增加患癌风险。

## 第二节　日常饮食要注意什么?

### 一、膳食纤维

膳食纤维的摄入有利于大肠癌患者因化疗引起的肠道炎症的恢复，可减轻化疗副反应。

纤维素在肠道内可刺激肠道蠕动、增加胃肠道容积、软化粪便，还可以吸附食物残渣中的致癌物质（如亚硝胺、多环芳烃），减少食物与大肠黏膜的接触，使之尽快排出体外。富含膳食纤维的食物有芹菜、韭菜、白菜、萝卜、藻类、谷物、豆类、水果、蔬菜及马铃薯等。适量增加膳食纤维摄入量可降低大肠癌的发病风险。

### 二、脂肪和脂肪酸

脂肪摄入量的增加会导致胆固醇和胆汁酸生成增多，二者进入大肠腔内后，以厌氧菌为主的大肠菌群可将它们氧化为胆汁酸等代谢产物，如脱氧胆酸和石胆酸等，从而对大肠隐窝上皮细胞产生细胞毒作用，并造成不可修复的DNA损伤。

高脂肪饮食能导致肥胖，从而产生胰岛素抵抗，并使血液成分产生诸多改变。而糖尿病和肥胖是大肠癌发生的独立危险因素。因此，在日常饮食中，患者应少吃或不吃富含饱和脂肪酸和胆固醇的食物， 如猪油、肥猪肉、动物内脏、鱼子、鱿鱼、蛋黄及椰子油等；提倡用不饱和脂肪酸代替饱和脂肪酸，如鱼类、橄榄油代替动物油，以减少饱和脂肪酸的摄入。植物油比动物油的熔点低， 因此更容易吸收，可每人每天摄入20～30 g；不吃或少吃油炸食物；在烹调过程中避免将动物性食品和植物油过度加热。

## 三、红肉及加工肉制品

红肉和加工肉制品都富含亚硝基化合物，会对DNA造成损伤，且高温烹制的红肉会产生大量可致细胞变异的杂环氨基酸，也能够改变胆汁酸的正常合成分泌，并使肠道菌群分布发生变化，造成结直肠肿瘤易生的环境。而且红肉中还含有较多的血色素，烹饪过程中会形成亚铁血色素，这种物质本身并不致癌，但在肠道中却容易被代谢成具有细胞毒性并促进致癌物生成的因子。众多临床证据已经表明，摄入过多红肉（牛肉、猪肉及羊肉）或加工肉制品（香肠、热狗、午餐肉等）的饮食能显著增加结直肠癌发病风险。

2015年，世界卫生组织将红肉以及加工肉制品确定为致癌物。但是，红肉并非一无是处。国家卫生健康委员会发布的《恶性肿瘤患者膳食指导》中指出，新鲜红肉中富含优质蛋白、维生素B12、硫胺素等物质，只要掌握适当的量和科学的烹调方式，肿瘤患者是完全可以食用红肉的。值得注意的是，应避免食用腌制及加工肉。

## 四、维生素和微量元素

维生素C有较强的抗氧化作用，可以降低肠黏膜细胞的异常增生。维生素D可以促进机体对钙的吸收，而钙与肠腔中破坏上皮细胞的脂肪酸和次级胆汁酸结合可以达到抗肿瘤的作用。

## 五、养成良好的饮食习惯

肿瘤患者应合理加工烹调食物，尽可能减少食物中各种营养素的损失；不吃霉变、烧烤、烟熏食品，限制腌制食物和食盐的摄入量；喝足量的水（>1500 mL/d），以促进代谢。肿瘤患者应增加体育锻炼，多进食鱼、牛奶，每日进食3种以上蔬菜和水果，同时尽量减少红肉及加工肉制品的摄入。

# 第六章　甲 状 腺 癌

## 第一节　甲状腺癌致病因素

### 一、家族史

甲状腺癌或良性甲状腺疾病家族史是甲状腺癌的高危因素。

### 二、肥胖

肥胖与甲状腺癌具有独立相关性，无论是男性还是女性，BMI（身体质量指数）越高、腰围更大者，其甲状腺癌发生率也更高。

### 三、辐射暴露

核辐射尤其增加儿童及青少年（＜20岁）的甲状腺癌发病率。同时长期暴露在CT影像学手段中的人群与未暴露人群相比，其甲状腺癌发生率明显增高，但日常生活中的短暂接触的影响是可以忽略不计的。

### 四、碘摄入缺乏或过量

在全球范围内，无论是碘缺乏还是碘补充增加，都会引起甲状腺癌发病率的增加。研究显示，无论是在增加碘补充的国家（如中国、奥地利、挪威、丹麦等）还是碘摄入减少的国家（如澳洲、德国、非洲地区），其甲状腺癌发生率都在增加。人群中碘摄入水平难以进行确切的评估，因此在这一方面的相关研究很难真正挖掘不同国家地区人群中碘水平对甲状腺癌发病率的影响。

### 五、过量红肉的摄入

红肉被国际癌症研究机构定义为2A类致癌物质（可能对人类致癌的物

质），也可增加甲状腺癌风险。生活方式及营养因素伴随人的一生并且存在巨大的变化，目前的研究未能深刻且确切地反映营养因素对甲状腺癌风险的影响。

### 六、其他因素

与甲状腺癌发病风险相关的因素还有阻燃剂等化学物、火山灰等特殊地质环境物质、咀嚼槟榔等。

## 第二节　日常饮食要注意什么？

### 一、碘摄入要适量

甲状腺癌病人和正常人一样，可以食用加碘盐，但对于海产品等含碘量较高的食物需要限制用量。目前，多国文献显示，在实行补碘政策后，甲状腺癌的患病率增加，但是无法证实其增高与碘摄入量增加有直接关系。一般情况下成年的男性每天碘摄入量为120～165 μg，女性为100～115 μg。

### 二、黄豆制品部分人群少吃

黄豆制品对甲状腺的影响目前尚存在一些争论，但因为黄豆及其豆制品会影响身体甲状腺激素的合成，在身体处于碘缺乏或者甲状腺功能减退时，黄豆制品可能会对甲状腺健康有影响。因此，甲状腺癌患者可以少吃黄豆制品。

### 三、动物内脏要少吃

动物内脏属于高胆固醇食物，无论有无甲状腺问题都该少吃。而且，动物内脏含有一种脂肪酸——硫辛酸，会引起甲状腺激素的明显波动，且硫辛酸会干扰甲状腺素药物的吸收。

### 四、多吃绿色蔬菜和坚果

绿色蔬菜和坚果中的杏仁、巴西坚果、葵花籽、腰果都含有丰富的镁元素，镁是甲状腺激素合成的必要元素，丰富的镁元素对维持甲状腺功能有好处。

注意，蔬菜中的甘蓝和西蓝花，它们含有会干扰甲状腺激素合成和碘的摄取的物质，碘缺乏或者因甲状腺癌导致甲减的患者要少吃甘蓝、西蓝花。

# 第七章 乳 腺 癌

## 第一节 乳腺癌致病因素

### 一、家族史

《中国女性乳腺癌筛查指南（2022年版）》指出，有乳腺癌家族史的女性患乳腺癌的风险更高，其中存在BRCA1（乳腺癌易感基因）或BRCA2（乳房肿块基因2）基因突变的家族成员表现更为突出。通俗地讲，如果一个家里面，母亲患乳腺癌，那么女儿患乳腺癌的概率会增高，并且发病年龄较早，通常是在绝经前，并且是双侧乳房发病；如果母亲没有患乳腺癌，但一个家里至少有两个姐妹患乳腺癌的，家庭乳腺癌的发病率会比没有家族史的乳腺癌的发病率高2～3倍，这种发病通常发生在绝经之后，单侧乳房发生。

### 二、乳腺疾病

存在乳腺癌非典型性增生良性病变（乳腺囊性增生）的女性患乳腺癌的风险会增加，而且存在癌前病变，如上皮高度增生和非典型增生的妇女也是乳腺癌的高危人群。

### 三、其他因素

研究显示肥胖者乳腺癌的发病率大概是非肥胖者的3.45倍，月经初潮早于12岁的女性比初潮在17岁的女性患乳腺癌的风险高2.2倍，绝经晚于50岁的女性比在45岁便绝经的女性患乳腺癌的危险性增加了1倍。女性的初婚年龄越大，患乳腺癌的风险越高。自然的流产不增加乳腺癌的风险，但是反复的人工流产，或者18岁以前多次做人工流产者患乳腺癌的风险增加。母乳喂养是预防女性患乳腺癌的天然手段之一，母乳喂养可以使女性患乳腺癌的风险减少20%～30%。虽然女性的发病率远远大于男性，但男性也可能发生乳腺癌（发病率不到1%）。

## 第二节　日常饮食要注意什么？

### 一、营养均衡

乳腺癌患者应以营养均衡为原则进食，即食用蛋类、肉类、豆类、五谷、蔬菜及水果，但要减少对含脂肪丰富的食物的摄入，多增加高纤维食品的摄入，如芹菜、菠菜、西蓝花。

### 二、谷类

提高谷类在总能量中糖类的占比可降低体重指数（BMI）、血浆总胆固醇、低密度脂蛋白胆固醇，且谷类中可溶性膳食纤维较其他膳食纤维能显著降低乳腺癌风险。可溶性膳食纤维主要分为果胶与黏性物质（如甘露聚糖类），主要来自谷类、面类及部分蔬菜和水果。

### 三、激素或刺激性食物

乳腺癌患者不能吃激素水平高的食物，比如炸鸡。因为乳腺癌发病最重要的原因是激素水平过高。同时，不建议吃辛辣、刺激的食物，如冰西瓜、辣椒等。

### 四、奶类和豆制品

牛奶是钙和维生素D的重要来源。针对原料为仅为生牛乳的乳制品，目前没有得出一致结论，但基本可以判定其不是乳腺癌的危险因素，因此如果平时就有喝牛奶的习惯，患乳腺癌后也没有必要刻意戒掉。

### 五、饮酒

饮酒是乳腺癌显著的风险因素。乳腺癌危险性随着乙醇消耗量的增加而上升。即使是少量饮酒也会成为乳腺癌的危险因素，少量饮酒（酒精摄入不超过12.5 g/d）可使乳腺癌的发病风险增加7%，且新近饮酒使乳腺癌的危险性提高，在绝经后妇女中危险性上升32%，在绝经前妇女中上升21%。因此，建议乳腺癌患者不饮酒。

## 六、咖啡

研究表明，喝速溶咖啡与患乳腺癌的风险呈正相关，而且在绝经前经常饮用二合一或三合一咖啡的人群中，患乳腺癌的风险更高。而习惯饮用煮咖啡的女性患乳腺癌的风险和不喝咖啡的人比起来降低了52%，而且绝经后女性患乳腺癌的风险更低。

瑞典兰德大学的一项研究证实，对于被诊断患有乳腺癌并应用他莫昔芬进行治疗的病人，喝咖啡可以抑制肿瘤生长，减少复发的风险。但是过量咖啡摄入可能使睡眠不足，引起持续性疲劳，出现丘脑-垂体-肾上腺轴的功能异常，从而增加发生乳腺癌的概率。

因此，建议乳腺癌患者限制咖啡的摄入，摄入量根据个人耐受情况而定，以不影响睡眠质量为标准。

## 七、茶叶

乳腺癌患者可以适量饮茶，且饮茶应在用餐1小时后，以避免营养吸收障碍。

# 第八章　胰　腺　癌

## 第一节　胰腺癌致病因素

### 一、年龄

年龄是增加胰腺癌发病率和死亡率的最重要风险因素之一。胰腺癌的发病风险在50岁之前处于低风险，但此后急剧上升。

### 二、家族史

越来越多的证据将家族史与胰腺癌联系起来。存在家族胰腺癌病史的人群可能比家族内没有胰腺癌患者的人增加2～3倍的患癌风险。

### 三、肥胖、糖尿病

肥胖可能作为胰腺癌的潜在独立危险因素。糖尿病既是胰腺癌的危险因素，又是新发胰腺癌的潜在早期疾病征兆。高血糖、异常糖代谢和胰岛素抵抗都会增加胰腺癌的患病风险增加。与非糖尿病患者相比，患病超过5年的2型糖尿病患者罹患胰腺癌的风险增加了50%。

### 四、炎症

炎症作为众多肿瘤的高危风险因素之一，在胰腺中也不例外。很多的研究认为，长期慢性胰腺炎与胰腺癌之间有着密切的联系。除糖尿病以外，胰腺炎也被认为是胰腺癌的早期指标。

胰腺炎诱发胰腺肿瘤的风险与复发性胰腺炎和慢性炎症的持续时间有关。遗传性胰腺炎和热带性胰腺炎等罕见类型的胰腺炎患者有更高的患胰腺癌的风险。有研究认为，在遗传性胰腺炎患者中，患胰腺癌的终生风险约为

40%，在父系遗传模式中约为75%。胰腺炎诊断与胰腺癌发作之间的时间间隔通常约为10～20年。

## 第二节　日常饮食要注意什么?

### 一、饮食多元化

不论是为了预防胰腺癌的人群还是胰腺癌患者，都应当注重食物的多元化，增加多种营养素的摄取，不能暴饮暴食、过饥过饱，减少对高脂肪、高胆固醇食物的过量摄入。

### 二、避免饮酒

长期大量摄入酒精是引起胰腺癌的非常重要的因素，因此无论是预防还是患者都应尽量要避免。

### 三、均衡饮食

长期摄入高脂肪、高胆固醇或者过量高蛋白的饮食是引起胰腺癌的重要因素。患者应选择低脂、高蛋白饮食，包括摄入新鲜蔬菜、水果等。

虽然平时食用的菠菜、西兰花、芥菜、大蒜中均含有很少量抑制癌症发生的成分，但如果想要通过食物达到抑制癌症的效果，目前尚无严谨的科学定论。不能用食物替代药品。

第三篇

# 科学营养抗癌

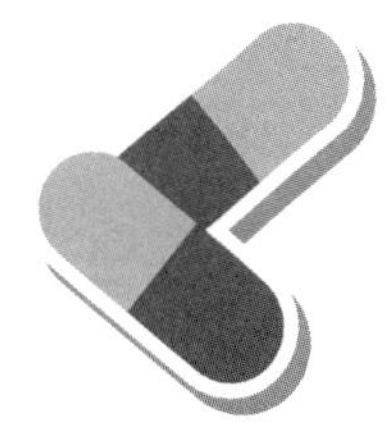

# 第一章　生病期间吃多少?

## 第一节　能　　量

### 一、肿瘤患者需要充足的能量

一提到肿瘤晚期患者，在许多人的脑海里浮现出的是一幅瘦骨嶙峋、痛苦表情的患者画面，似乎肿瘤和营养不良、疼痛画上了等号。虽然这样理解，有一点以偏概全，但是事实上，确实有超过半数的肿瘤患者在诊治时体重下降超过10%，其中又以胰腺癌、胃癌、头颈部肿瘤、食管癌等消化道肿瘤患者发生营养不良的情况最为突出，见表2所列。

表2　不同类型肿瘤营养不良的发生率

| 肿瘤类型 | 营养不良发生率(%) |
| --- | --- |
| 胰腺癌 | 80～85 |
| 胃癌 | 65～85 |
| 头颈部肿瘤 | 65～75 |
| 食管癌 | 60～80 |
| 肺癌 | 45～60 |
| 结直肠癌 | 30～60 |

肿瘤患者发生营养不良的原因包括两个方面：一方面，肿瘤本身引起食欲下降、进食梗阻、恶心、呕吐、疼痛、味嗅觉改变等引起食物摄入减少，同时肿瘤的生长又造成巨大的能量消耗，使患者容易出现营养不良；另一方面，抗肿瘤治疗不可避免地对患者营养造成一定的影响，比如外科手术本身会造成营养需求增加，手术涉及口腔、消化道时可能会造成较长时间的食物摄入减少等，某些化疗药可以导致食欲减退、恶心、呕吐、便秘等引起食物摄入减少的

情况，放疗通过造成放射区域的黏膜损伤等造成进食疼痛或消化不良，从而加重肿瘤患者的营养不良。

虽然抗肿瘤治疗可能在一定程度上对患者营养造成不利影响，但并不是告诉我们不应该接受抗肿瘤治疗，正确的做法是一边接受规范的抗肿瘤治疗，一边通过各种措施去增加营养摄入，改善营养状况。

营养不良给肿瘤患者带来的后果是严重的，比如造成体力下降、伤口愈合延迟、减低放化疗的作用，最重要的是营养不良患者有更高的死亡率。研究表明，20%～40%的肿瘤患者死亡与营养不良有直接或间接的相关性。

肿瘤患者的营养治疗原则中，极为重要的一条就是要给予机体适量且充足的能量。那么，何为"适量且充足"？一般来说，卧床患者每天需要能量20～25 kcal/kg（如患者体重50 kg，每天需要能量1000～1250 kcal），有活动能力患者每天需要能量25～30 kcal/kg（如患者体重50 kg，每天需要能量1250～1500 kcal），伴有发热、感染、疼痛等情况时适当增加。

## 二、能量来源

能量对肿瘤患者非常重要，我们该如何补充能量？

能量来源于三大宏量营养素（蛋白质、脂肪、碳水化合物），其中脂肪的能量密度最高，1 g脂肪能产生9 kcal能量，1 g蛋白质或碳水化合物产生4 kcal能量。

日常饮食中，提供脂肪的食物主要是各种食用油、肉类，提供蛋白质的食物主要是肉、蛋、奶、鱼虾和大豆类食物，提供碳水化合物的食物是米、面、薯类食物。

国内外权威的营养指南均推荐肿瘤患者适当提高脂肪和蛋白质的供能比，降低碳水化合物的供能比。所以，肿瘤患者平时可以适当增加肉、蛋、奶、鱼虾和大豆类食物的摄入，同时不用刻意少放油，并保证正常量的主食摄入。

## 三、学会计算食物能量

要想知道自己摄入的能量是否充足，就需要知道计算单一食物的能量的方法。这里给大家介绍一种简单、实用的方法——食物交换法。

食物交换法可是营养师的法宝，可以用于食谱编制，对于普通大众来说，可以用来简要估算自己摄入的能量。它指将常用食物分为六类（主食类、鱼肉类、乳类、油脂类、蔬菜类、水果类），各类食物提供同样的能量（90 kcal），称为1份食物交换份，也就是说每份中各种食物都能提供90 kcal能量。

这里列出常见食物的食物交换份，以供读者参考：①谷薯类食物大约25 g（烹饪前重量）产生90 kcal能量，主要营养成分是碳水化合物；②肉蛋类食物大约25 g（烹饪前重量）产生90 kcal能量，主要营养成分是碳水化合物；③乳类食物大约2/3杯（1杯为200 mL）纯牛奶或1/2杯酸奶产生90 kcal能量，主要营养成分是蛋白质；④油脂类食物（如植物油）大约10 g产生90 kcal能量，主要营养成分是脂肪；⑤蔬菜大约500 g（烹饪前重量）产生90 kcal能量，主要营养成分是维生素、矿物质、膳食纤维；⑥水果大约200g（烹饪前重量）产生90 kcal能量，主要营养成分是维生素、矿物质、膳食纤维。

## 第二节　蛋　白　质

### 一、蛋白质的重要性

说到蛋白质的重要性，可以毫不夸张地说，蛋白质是一切生命的物质基础，没有蛋白质就没有生命。

首先，蛋白质是更新、修补人体组织的重要材料，特别是在手术、感染、损伤等情况下，机体对蛋白质的需求量大为增加，如果蛋白质补充不及时或者补充量不够，就会影响康复。

其次，对于肿瘤患者来说，蛋白质是维持机体免疫力的基石。不论是构成体液免疫的抗体和补体，还是作为免疫细胞的白细胞，它们均需要充足的蛋白质。另外，能抑制病毒的干扰素，也是糖原和蛋白的复合物。

### 二、补充蛋白质的方法？

#### （一）重视蛋白质的摄入量

肿瘤患者推荐提高蛋白质的摄入量，一般建议每天摄入1～1.5 g/kg，严重消耗者每天1.5～2 g/kg。

通常来说，如果肿瘤患者每日能进食适量的主食（男性120 g以上，女性100 g以上），1～2盒纯牛奶或等量的酸奶、豆浆，1个鸡蛋，60 g瘦肉和40～60 g豆类制品，就能够补充一天所需的蛋白质。

如果日常饮食无法摄入足够的量时，可以通过口服营养制剂补充，口服营养补充不足时，应该由静脉补充。

当然，蛋白质绝不是越多越好，过度的蛋白质摄入会增加肾脏的负担，促进钙从骨质中溶解，增加骨质增生的风险。

### （二）选择蛋白质中的“优等生”

根据蛋白质中氨基酸的利用率高低，蛋白质可分为优质蛋白和非优质蛋白。优质蛋白因为氨基酸种类和比例与人体相近，所以其氨基酸的利用率高，产生代谢废物少，成为蛋白质中的“优等生”。

食物中的优质蛋白主要来自蛋、奶、肉、鱼及大豆。而米、面、蔬菜、杂豆中的蛋白质则是非优质蛋白。

肿瘤专家推荐膳食中尽可能选择优质蛋白，一般要求优质蛋白应占总膳食中蛋白质的50%以上。

### （三）平均分配更有利

蛋白质在体内分解后变成氨基酸，超出机体需要量的氨基酸在体内无法储存，而是经肾脏代谢，从尿液中排出去。如果能将每天需要的蛋白质平均分配在各餐之中，将更有利于氨基酸的吸收利用。

# 第三节　脂　　肪

## 一、辩证对待脂肪

在很多人心中，脂肪似乎是一种不太好的营养素，应该控制脂肪摄入，但是对于肿瘤患者却不尽然。

首先，脂肪是人体健康必需的营养素，是肿瘤患者维持生理功能必需的营养物质。

其次，脂肪是能量的主要来源之一，适当增加膳食中脂肪摄入，能增加能量的摄入。肿瘤患者常常会因为疾病或治疗的原因而摄食量不足，在摄食相同量的情况下，脂肪能提供更高的能量，更能满足肿瘤患者对能量的需求。

再次，肿瘤细胞以糖无氧酵解代谢为主要的代谢获能方式，因此降低食物中碳水化合物的比例，适当提高食物中脂肪、蛋白质的比例，可以使癌细胞难以获得能量，进而抑制肿瘤生长。

因此，对于肿瘤患者，目前大多数的专家建议增加脂肪摄入量。

### 二、脂肪也有好坏之分

总的来说，脂肪根据饱和程度可以分两类，饱和脂肪酸和不饱和脂肪酸。

饱和脂肪酸主要存在于除深海鱼以外的动物性脂肪中，比如猪肉、牛肉、羊肉、奶油等食物，此外椰子油、棕榈仁油等植物性脂肪含饱和脂肪酸。饱和脂肪酸摄入过多，会升高血液中的胆固醇浓度，增加心脏负担，建议每日摄入量控制在总能量的10%以下。

不饱和脂肪酸又分为单不饱和脂肪酸和多不饱和脂肪酸，主要存在于植物性油脂中，比如菜籽油、橄榄油、花生油、玉米油、葵花籽油等。不饱和脂肪酸不仅不会增加人体内的胆固醇，反而会降低血胆固醇，有一定的防治心血管疾病的作用。人们常说的鱼油（ω-3多不饱和脂肪酸）就是一种多不饱和脂肪酸，在一定程度上有助于增强机体免疫力，可提高肿瘤患者对放化疗的耐受性。

专家建议肿瘤患者每日脂肪摄入量占饮食中能量的20%～35%，其中以不饱和脂肪酸为主，饱和脂肪酸小于10%。

## 第四节　碳水化合物

### 一、碳水化合物——三餐中的“主食”

碳水化合物也称“糖类”，主要存在于谷物、水果、蔬菜当中，主要作用是为人体提供能量。但是，因为肿瘤细胞的生长也依赖“糖类”，所以专家建议肿瘤患者应适当减少碳水化合物的摄入量，增加脂肪和蛋白质的量，请注意只是减少一些，并不是不吃。

### 二、膳食纤维也是碳水化合物

膳食纤维主要来源于蔬菜、水果、谷物、大豆等，是一种“另类”的碳水化合物，能对抗小肠的消化吸收，并在大肠内发酵。大量的证据显示，膳食纤维对预防肿瘤的发生和发展有很好的保护作用，所以，建议每日饮食中保证25～35 g膳食纤维。

膳食纤维多多益善吗？不！肿瘤患者往往会出现食量下降的情况，过量的膳食纤维会造成较大的饱腹感，影响其他营养素的摄入量。不仅如此，过量的膳食纤维容易把人体所必需的一些营养物质带出体外，从而造成营养不良。所以，要保证膳食纤维合理、均衡摄入。

## 第五节　维　生　素

维生素，又称“维他命”，是维持生命活动的一种有机化合物，也是保持健康的重要物质。虽然对我们很重要，但是需求量却十分微小，是一种微量营养素。

按溶解性来分，维生素分为水溶性维生素和脂溶性维生素两类。顾名思义，水溶性维生素是可溶于水的维生素，包括维生素B和维生素C；脂溶性维生素包括维生素A、维生素D、维生素E、维生素K等。多种维生素的缺乏或过量被证实与肿瘤的发生、发展等有一定的相关性。

虽然绝大多数维生素在人体内无法合成，需要通过食物获得，但是，对普通人或大多数的肿瘤患者来说，正常的平衡膳食就可以摄入足量的维生素来满足人体所需。如果无法做到平衡膳食或者食物摄入量比较少，则需要在医生指导下进行额外补充。

## 第六节　矿　物　质

常见与肿瘤有关的矿物质有钠、钙、镁、碘、锌等。

钠主要来自食盐、酱油、调料和腌渍菜，是饮食中“咸”味的主要来源。高钠食物通常会比较“咸”，会增加患胃癌、大肠癌的风险。虽然患者饮食一般建议清淡一些，但是钠在维持神经、肌肉应激性和细胞稳定性有重要作用，同时，不能忽视咸味对维持患者良好胃口的重要性。因此，限制钠的摄入，并不代表不放盐、不吃腌渍菜，正确的做法是适量。

钙来自奶类、海产品、芝麻酱、豆类等食物。我国居民膳食中普遍缺乏钙，提高钙的摄入可以降低结直肠癌复发的风险。

镁来自绿叶蔬菜、谷类、肉类、饮用水。镁的摄入不足会导致肺癌、肝癌、胃癌、大肠癌等患病风险增加。不过，只要患者注意保证正常的进食量，不偏食、不挑食，一般不会缺乏镁。

碘主要来源于食物，海洋生物含碘量较高，陆地动物性食物含碘量比海洋生物少，含碘量最少的是陆地植物性食物。碘的缺乏和过量均可能与甲状腺癌有关，同时缺碘还可能诱发乳腺癌、子宫内膜癌、卵巢癌等，女性要格外警惕。

锌主要来源于红肉、贝壳类食物或动物内脏，是生理功能极为丰富的一种元素。饮食中，锌缺乏或过量都会降低机体免疫功能，均不利于癌症的预防与康复。因此，建议通过均衡饮食保证锌元素的摄入，不可自行盲目补充锌制剂。

# 第二章 抗肿瘤治疗期间的营养

骨髓抑制是患者在抗肿瘤治疗期间，特别是在放化疗期间的常见症状之一。具体表现为血液中白细胞、血小板、红细胞低下。

下面为大家介绍肿瘤患者在骨髓抑制期的饮食调理原则。

## 第一节 白细胞低怎么吃

白细胞低的患者常常有乏力、肌肉酸胀、低热、食欲差、消化不良、嗜睡等症状。

首先，白细胞低时，机体的免疫能力会下降，身体各系统感染的风险增加，严重者可能出现败血症危及生命，所以白细胞低的患者饮食原则第一条为卫生；其次，白细胞低时，机体可能出现消化不良，所以饮食原则第二条为易消化；最后，恢复白细胞需要丰富的营养底物，所以饮食原则第三条为营养丰富。

具体的饮食建议有如下几点。

①注意食物制作过程中的消毒，避免吃生、冷、不洁食物，不建议选择隔夜食品、外卖食品。同时，餐具也要清洁卫生。

②选择优质蛋白丰富的食物，比如鱼肉、禽蛋类、瘦肉类。但此类食物又容易造成消化吸收负担，所以推荐制作时将高蛋白食物制成流质或者半流质状态以便于消化吸收。

③多食含铁食物，以保证机体获得较多的造血原料。瘦肉（特别是红肉）和动物内脏含铁丰富，但是动物内脏不宜过量使用，推荐每周1次，每次20～40 g，瘦肉可以每天60～80 g。

④选择维生素丰富的食物，比如发酵面包、谷类、新鲜绿色蔬菜和水果。

⑤适当多饮水，每日2000～2500 mL。

⑥注意口腔卫生，做到早晚刷牙、饭后漱口。

⑦黄芪、党参、红参、人参、当归、枸杞、红枣等药食同源的中药材，有一定的补益功效，可以与鸡肉、鸭肉炖煮食用。

⑧山楂、萝卜等健脾、开胃的食物有助于改善患者食欲，提高患者的进食能力。

## 第二节　贫血怎么吃

贫血指单位容积血液中血红蛋白含量、红细胞值和血球比积低于同地区、同年龄、同性别健康人正常参考值的情况。贫血的患者常常有头晕、乏力、易疲劳、精神差等症状，严重时可危及生命。

如何判断贫血到底严不严重呢？判断方法：血红蛋白小于正常范围下限，但大于90 g/L，为轻度贫血；血红蛋白在60～90 g/L之间，为中度贫血；血红蛋白在30～60 g/L之间，为重度贫血；血红蛋白小于30 g/L时则为极重度贫血。

肿瘤患者的贫血的原因往往是多因素的，通常与以下方面的原因有关系。

①营养不良导致的贫血。肿瘤患者长期营养摄入不足、消化吸收不良会引起体内蛋白质、铁、维生素B12或叶酸缺乏。同时，肿瘤细胞增生会消耗大量叶酸、维生素B12和铁，加上肿瘤患者常常伴有胃肠道黏膜上皮功能紊乱，这些因素会使红细胞生成的原料不足，造成贫血。

②出血导致的贫血。肿瘤常常伴有出血的症状，急性大出血或反复慢性出血都可能引起贫血。

③放化疗导致的贫血。放射治疗及化学药物在杀灭肿瘤细胞的同时也会对骨髓产生抑制作用，引起贫血。

在贫血期间，具体的饮食建议有如下几点。

①饮食中注意选择一些含铁丰富的食物，比如瘦肉、动物血、动物肝脏(每周一次，每次20～40 g)、豆类及豆制品、海带、木耳等。

②维生素C可以促进铁的吸收，建议每餐食用新鲜的蔬菜，每天食用200 g新鲜水果。

③牛奶、奶酪中维生素B12含量较为丰富，建议每天保证一定量的摄入。

④叶酸主要来自深绿色蔬菜、胡萝卜、南瓜、土豆、香蕉等食物中，建议每日摄入，摄入量约500 g/d。

⑤在食物制作方法上注意维生素、叶酸的保护。例如，减少蔬菜的烹饪时间，水果建议直接食用，尽量不采用榨汁、炖煮等方式。微波炉烹饪作为一种快捷的烹饪方式，因烹饪时间短，往往能更好地保留叶酸，高温水煮则会让叶酸大量流失。

⑥避免进食影响铁吸收的食物，比如浓茶、咖啡因、可可、菠菜、竹笋等。

⑦走出误区，不被以“红”补“红”所迷惑。有一些红色、褐色食物被老百姓传为补血利器，但是实际并不如此。

## 第三节 血小板低怎么吃

血小板由骨髓造血组织中的巨核细胞产生。新生成的血小板先通过脾脏，约有 1/3 在脾脏贮存。贮存的血小板可与进入循环血中的血小板自由交换，以维持血中的血小板正常量。

血小板下降时，患者出血风险会增加，严重者可以出现颅内出血、消化道大出血等。血小板下降在抗肿瘤治疗过程中非常常见，而且纠正起来较为缓慢和困难，给患者带来很大的心理压力。

血小板的恢复通常需要根据血小板下降的原因采取针对性的药物，饮食措施对血小板的恢复有一定的促进作用，具体的饮食建议有如下几点。

①选择优质蛋白丰富的食物，比如鱼肉、禽蛋类、瘦肉、豆制品、乳制品等。原因是细胞的构成离不开蛋白质，摄入优质蛋白能给血小板生成提供营养。

②每餐进食新鲜蔬菜，每日进食一定量的水果，保证维生素和膳食纤维的摄入。维生素有利于血小板的生成与成熟，膳食纤维可以促进胃肠蠕动，减少便秘发生，以避免大便干结造成排便时出血。

③推荐进食柔软、易消化、适当清淡的食物，避免过硬、辛辣食物。

# 第三章　不　想　吃

## 一、肿瘤患者不想吃东西的原因

不想吃东西，总觉得肚子饱饱的，对某些事物（如肉类）感到厌恶，在医学上，这样的情况叫“肿瘤相关性厌食”。在肿瘤患者身上，厌食非常常见，在刚刚诊断为癌症的患者中大约50%的患者存在厌食状况，随着肿瘤的进展和治疗的进行，这种情况还会更加突出，可以占到80%左右，尤其是消化道肿瘤和肺癌的患者。

是什么原因导致肿瘤患者不想吃东西呢？原因可以归纳为三个方面。

一是肿瘤的炎性反应。肿瘤在生长过程中会有持续的慢性炎症反应，释放多种炎性介质和细胞因子来干扰患者的食欲。比如，胃肠道内的分泌细胞会产生一种信号，这种信号告诉大脑“我已经饱了”，大脑分泌5-羟色胺，这种物质有很强的厌食作用

二是与肿瘤的某些症状有关。肿瘤患者常常会有焦虑、抑郁、失眠、疼痛等症状，这些症状会引起内分泌通路的紊乱，这种紊乱直接导致饱腹感和厌食，甚至会使患者有易怒情绪。

三是一些治疗手段会加重厌食。比如有些化疗药、止痛药及放疗手段会使胃肠道蠕动减弱，使食物在胃肠道内的排空时间延长，进食后很长时间都觉得饱胀。

## 二、应对不想吃东西的方法

厌食，会引起营养不良和恶病质，进而影响生活质量和疾病康复。厌食的原因是复杂的，厌食的处理也需要从多个方面入手，有八点建议给患者。

①强烈建议厌食的患者积极寻求医疗团队的帮助，根据厌食的发生原因，采取针对性处置措施（药物、针灸、心理咨询等），并接受营养师或营养医护人员的专业饮食指导。一般 1～2 周随访 1 次。

②运动有助于促进胃排空，改善肿瘤相关性厌食患者的生活质量。不论患者体力情况如何，也不论肿瘤的分期早晚，均建议结合自己的身体情况，坚持每周运动3～5次，每次至少15分钟。可以下床活动的患者，可以进行散步、骑自行车等有氧运动；无法下床的患者，可以进行抬臂、活动四肢等运动。

③选择能量密度高且方便随身携带的食物作为加餐，以增加能量摄入，比如口服营养制剂。

④可以在专业医护人员或营养师的指导下，额外添加蛋白质补充剂。

⑤推荐进食富含丰富维生素C的食物（如猕猴桃、柑橘），或者额外补充维生素C制剂。

⑥如果患者吃完胃部饱胀，甚至打饱嗝，健胃消食片、山楂丸等可能有一定的帮助。

⑦根据患者的饮食喜好准备食物，注意色香味搭配，不宜盲目忌口。

⑧营造轻松愉快的就餐环境，可以在一定程度上提高食欲。

# 第四章 不 好 吃

## 一、肿瘤患者感觉食物不好吃的原因

食物的色香味形，驱动着人们摄入食物来获得维持机体功能的能量和营养。但是，感觉食物不好吃这个情况在肿瘤患者中相当普遍。一方面，它让肿瘤患者进食减少、体重丢失进而影响康复，导致患者的生活质量下降，甚至让患者失去对治疗的信心；另一方面，它让关心患者、想帮助患者加强营养的家属们感觉挫败、无助。下面给大家分析一下为什么肿瘤患者总觉得食物不好吃的原因，方便广大患者和家属找准原因，从而有的放矢。

肿瘤患者总感觉食物不好吃与味觉紊乱有极大的关系，包括味觉丧失（尝不到食物味道）、味觉减退（感觉食物味道变淡）、味觉障碍（感觉食物味道失真）和味幻觉（感觉到食物本来没有的味道，如金属味、咸味等）。

首先，相当一部分的患者觉得食物不好吃的原因与肿瘤本身导致的厌食有关系。因为没有食欲，所以感觉食物不香，不好吃。至于厌食的原因，在上一章我们已经简单分析过，想要了解的朋友可以复习一下上一章。

其次，患者感觉不好吃与某些治疗会损害味蕾、唾液等细胞有关系。比如鼻咽、口腔放疗的患者，随着放疗的进行会出现感受不到食物的味道或者感觉食物有怪味的症状。因为射线会直接损害味蕾细胞，也会损害唾液腺细胞，导致唾液分泌减少，无法充分地湿润和溶解食物，食物无法充分地与味蕾细胞接触，使患者味觉减退或味觉丧失。化疗过程中的患者可能会感受到食物的味道为“金属味”“化学味”“药味”“哭味”，或者说“很难描述”“怪味”等。一般认为这种情况的发生与化疗药物在高浓度时呈苦味或金属味等特殊的味道有关。这些药物随着血液循环到达唾液腺细胞，使得分泌的唾液有特殊味道。另外，药物还可以通过血浆中的龈沟液，在咀嚼的过程中进入口腔或鼻腔，并被患者尝到或闻到。

再次，患者感觉不好吃也可能与锌的缺乏有关。肿瘤患者因为高代谢、营养不良等原因比较容易出现锌的缺乏，锌缺乏后味蕾细胞分裂、合成等环节受阻，导致患者味觉紊乱。这种情况一般在补充锌之后可恢复正常。

最后，患者感觉不好吃还可能与食物的准备者有关。比如，有的患者家属认为肿瘤患者饮食应清淡，拒绝一切调味料，过于追求所谓的健康，却忽略了食物的色香味；还有的患者只能进食流质食物，也就是匀浆膳或者营养制剂但是流质食物要做到味道丰富是非常不容易的。

## 二、感觉食物不好吃怎么办?

肿瘤患者感觉不好吃的机理这么复杂，原因这么多，那又有哪些方法能帮助患者解决或改善食物不好吃的问题呢?

①采用多种策略，纠正厌食的情况（详见上一章）。

②伴随有口干、唾液减少等情况的放疗患者，推荐每天进行弹舌训练以增加唾液分泌，还可以借助人工唾液、生理盐水等保持口腔湿润；饮食中增加流食比例，选择含水量比较多的蔬菜和水果，比如瓜类蔬菜、西红柿、黄瓜等。如果口腔黏膜没有破损，可以吃一些酸性食物来刺激唾液分泌，比如话梅、山楂、柠檬汁等

③根据医护人员的推荐，适当补充锌制剂。

④营造出好的进食氛围，比如跟家人、朋友在一个好的环境中进餐。

⑤好的摆盘可能会增进食欲。

⑥掌握应对不同味觉变化的方法。

⑦让营养制剂的味道变得丰富。

a. 可以对营养制剂进行调味，比如加入果珍粉或者水果味的调味剂，将营养液调制成各种各样的水果味。只要你喜欢，什么味道都可以，天天换着花样选。

b. 与上一种方法相似的是使用变味吸管将营养制剂变成不同的味道。变味吸管的管腔含有很多小颗粒，当营养液通过吸管的时候，小颗粒会慢慢融化，营养液就变成了巧克力味、草莓味、香蕉味、咖啡味等各种味道。

c. 很多患者反应营养制剂味道太浓、很腻，这时可以通过兑入一定比例的婴儿米粉、玉米粉、麦片等来稀释营养制剂。这种方法对喝了营养制剂会轻微腹泻的患者也很好。

d. 把营养制剂兑入面粉中做成蛋糕、饼干，甚至还可以做成冰激凌。在网上，很容易就能搜到不少品牌的营养制剂做成小零食的办法，您不妨一试。

e. 对于腹胀、食量小的患者，可以将营养粉调成类似果酱的糊状，然后当作夹心馅放在馒头或者吐司面包里，或者直接用馒头或面包蘸着吃。与配成液体状的营养制剂相比，糊状的营养制剂会占用更少的胃肠道空间。

### （一）感觉食物有金属味的应对方法

①使用塑料餐具，不要选择金属器皿盛装食物；选择瓶装饮料而不选择罐装饮料。

②让食物冷却至室温再食用，或者直接食用冷餐。

③牛肉更容易被感受到金属味或苦味，可以选用鸡蛋、鸡肉和牛奶代替牛肉。

### （二）感觉食物有苦味的应对方法

①感觉食物出现苦味时，可在烹调时尽量使用醋、糖、柠檬汁等来调味。

②进食清淡的食物，例如土豆、面包、饼干等，避免进食红肉、茶和巧克力、芥菜、苦瓜、牛排等食物，可用鸡肉、鱼肉、蛋、奶制品等代替红肉。

③少食多餐。

④进餐时多饮水可以帮助吞咽食物和带走不好的味道。

### （三）感觉食物有咸味的应对方法

①减少食盐的量，比如采用水煮的方式让食物更清淡。

②进食冷食可能有一定的帮助。

# 第五章 咽 不 下

## 一、肿瘤患者咽不下食物的原因

咽不下，说的是食物无法轻松地从口腔到达胃部，吞咽时常常伴有疼痛、梗阻停滞感。吞咽是涉及脑干、脑神经及30余块骨骼肌的运动，任何一处发生异常，均可导致食物咽不下。

肿瘤患者感觉咽不下，通常与四个方面的因素有关。

### （一）炎症

放化疗引起的口咽部、食管等部位的炎症常常表现为黏膜红肿、破损，进食时剧烈疼痛，从而引发患者拒绝进食或不能轻松地咽下食物。

### （二）梗阻

发生于咽喉部、食管等部位的肿瘤、头颈胸部放疗初期的组织水肿、邻近器官的压迫、咽喉食管放疗后狭窄等可以造成吞咽梗阻，此类型的咽不下往往伴随着食物卡顿、停滞感。

### （三）神经受损

头颈部放疗、颅底被肿瘤侵袭可以导致主导吞咽的神经受损，从而出现神经性吞咽困难，此类型的咽不下往往伴随着呛咳、误吸等症状。

### （四）口干

头颈部放疗可以导致唾液腺受损，造成严重口干，使得食物咀嚼、吞咽出现障碍。

## 二、咽不下食物怎么办?

根据咽不下的原因不同，应对的方法也会不同。

### （一）炎症引起的咽不下

①饭后漱口及少量饮水可以保持口腔、食管清洁，减少放化疗后口腔、食管炎症反应的发生。

②选择清淡、细滑或捣碎的含有汤汁的食物，如稀粥、龙须面、蒸鱼等，避免粗糙、坚硬食物，如坚果、肉干、煎炸食物等

③避免辛辣、刺激食物。

④选择温凉的食物，相对于热、烫食物会带来更小的疼痛。

⑤剧烈疼痛严重影响吞咽时，可以通过在医生指导下通过局部使用止疼药来减轻疼痛。

### （二）梗阻引起的咽不下

①选择柔软、易吞咽的食物，如稀粥、龙须面、蒸鱼等。

②可以将食物加工成半流质或流质。

③增加进食次数，每日5～6餐，少量多餐。

### （三）神经所损引起的咽不下

①进餐时身体坐直、细嚼慢咽，这有助于提高吞咽的成功率。

②增加进食次数，减少单次进食量，这有助于避免疲劳。疲劳可以加重吞咽困难，增加误吸风险。

③如果患者对液体吞咽困难，可以通过食物黏稠剂增加流质饮食的稠度，减少误吸风险。

### （四）口干引起的咽不下

①选择半流质或流质食物。

②进餐前适当饮水，增加口腔湿润度。

③多吃养阴生津的食物，如藕汁、绿豆汤、银耳汤等。

④咀嚼口香糖有助于刺激唾液分泌。

# 第六章 消化不良

## 一、肿瘤患者消化不良的原因

消化不良，指一组餐后饱胀、上腹部疼痛或者烧灼感的综合征，可能伴有嗳气、恶心或呕吐等症状。

肿瘤相关的消化不良主要有三个方面的原因。

### （一）肿瘤因素

①肿瘤本身产生的毒性物质引起胃肠道功能紊乱，导致消化不良。

②肿瘤侵犯或压迫消化道，引起消化功能所损，导致消化不良。

③肿瘤的相关症状（如疼痛、电解质紊乱）导致消化不良。

### （二）治疗因素

**1. 化疗**

化学治疗引起的消化不良症状在肿瘤患者中最多见。化疗药物因直接刺激胃肠道或损伤消化道黏膜，导致消化酶分泌减少、活性下降，抑制肠蠕动，从而导致消化不良。

**2. 止痛药物**

阿片类药物通过抑制胃肠蠕动造成排空延迟，会引起消化不良。

**3. 放疗**

针对消化道的放疗，特别是下段食管或胃部的放疗，可能导致胃黏膜所损、消化酶分泌减少，从而出现消化不良。

**4. 手术**

胃部手术造成胃酸分泌减少，胆汁、胰液等消化液反流、胃容量减少、食物不经过正常途径进入小肠等，均可引起消化不良。

**5. 营养治疗**

脂肪乳的输注可以导致机体消化酶分泌紊乱、食欲受到抑制，从而出现消化不良。

### （三）精神因素

肿瘤患者常常存在焦虑、恐惧、抑郁等心理问题，治疗期间的不确定感和不适症状也会加重精神压力，精神心理问题会影响胃肠蠕动与分泌，导致消化不良。

## 二、应对消化不良的方法

应对消化不良，主要有以下几种方法。

①正确认识、理解病情，消除精神紧张和不良情绪，树立积极的治疗态度。

②选择温和、无刺激的食物，尽可能做得软烂、碎小一些，以利于消化、吸收。不宜选择辛辣、刺激、油腻的食物。

③主食宜选择小米、面条、馒头、面包等易消化食物，不宜选择粗粮、糯米等不易消化的食物，或者土豆、红薯等易产气的食物。

④肉类宜选择钙质相对较少、相对较松软的，如猪蹄、鸭肉、鱼肉、鸡蛋。

⑤酸奶比牛奶更有利于消化。

⑥蔬菜推荐选择番茄、冬瓜、胡萝卜、黄瓜等食物，不宜选择粗纤维含量较高的笋、芹菜等。

⑦推荐适当进食一些开胃的食物，如山楂、陈皮、萝卜等。

⑧不建议进食干豆、洋葱、甜食等易产气的食物。

⑨食物的温度不宜过烫或过冷。过烫的食物会损伤或刺激胃黏膜；过冷的食物会导致胃黏膜血管收缩而缺血，不利于消化。

⑩不建议一边进餐一般喝水或者餐前大量喝汤，这会导致胃液稀释，不利于食物消化。

# 第七章 吸 收 不 良

## 一、肿瘤患者营养吸收不良的原因

什么是吸收呢？营养物质通过消化道壁进入循环系统的过程叫作“吸收”。

人体各段消化道对营养物质的吸收能力不同。口腔、咽和食道基本没有吸收功能，胃能吸收少量的水、无机盐和少量的酒精，小肠能吸收葡萄糖、氨基酸、甘油、脂肪酸、维生素、水、无机盐，大肠能吸收少量的水、无机盐和部分维生素。不难看出，小肠是吸收的主要场所。

吸收不良的主要症状是腹泻，这是吸收不良最突出的特征。每日排便3～4次或更多，量多、不成形、色淡有油脂样光泽或泡沫、有恶臭，可以是水样泻，少数轻症或不典型病例可无腹泻。另外，患者可以伴有腹鸣、腹胀、腹部不适，但很少有腹痛。

吸收不良的原因主要与小肠的功能有关，比如长期营养不良、长时间禁食可以造成小肠绒毛萎缩，从而出现营养物质吸收不良；肿瘤浸润小肠壁导致小肠绒毛淋巴管扩张或绒毛萎缩，造成营养物质吸收不良；腹部放疗患者肠道受射线照射后黏膜受损，从而出现营养物质吸收不良；肠蠕动过慢，影响肠道细菌过度生长，影响肠道吸收；肠蠕动亢进，影响小肠吸收时间，也会出现吸收不良。

## 二、应对营养吸收不良的方法

应对营养吸收不良可采取以下几种措施。

①根据造成吸收不良的原因，采取病因治疗。例如，采用黏膜保护剂，治疗肠道受射线照射后的黏膜受损，促进黏膜修复；抗生素导致的菌群失调则需要补充益生菌和益生元。

②调整饮食结构，适当减少油脂比例。

③选择软烂食物，避免硬质、粗糙食物。

④蔬菜水果可以多摄入一些，它们是有利于黏膜修复的，比如富含维生素C和β胡萝卜素的食物（西兰花、橙子等）。

⑤忌过冷、过热食物，忌含酒精、咖啡因、含乳糖、含气泡的饮料。

⑥忌生肉、生鱼，忌油炸、辛辣、过甜的食品，以及生的水果，全麦食品。

# 第八章 肠内营养治疗

## 一、肠内营养的途径

### （一）经口途径

经口途径指正常的经口吞咽途径摄取食物，适合于意识清楚、能正常吞咽的肿瘤患者。包括日常食物的进食和口服营养补充（ONS）。

ONS指除了正常食物以外，经口摄入特殊医学用途（配方）食品以补充日常饮食的不足。ONS具有符合人体生理特点、方便、安全、经济、易于吸收等特点，既可以作为三餐外的营养补充，也可作为唯一的营养来源满足需要。ONS被许多专家推荐为肿瘤患者首选的营养治疗方法。

### （二）管饲途径

管饲途径是胃肠消化吸收正常，但无法经口摄食或存在摄食不足情形的患者接受肠内营养的途径。

管饲途径根据置管技术不同分为经鼻管饲和造瘘管饲。

经鼻管饲的优点是置管操作简单，置管过程本身对患者损伤较小；缺点是管道可能会刺激鼻咽部、食管，引起疼痛、溃疡和出血，比较容易发生脱管、堵塞等并发症，不适合需要长期置管（≥4周）、头颈部放疗、放射性食管炎的患者。

造瘘管饲不会对鼻咽部造成刺激、不容易发生脱管和堵管，但置管操作较为复杂，置管过程对患者有创伤，许多患者因为害怕创伤而不愿意接受造瘘置管。

管饲途径还可以根据管道最终达到的位置分为经胃喂养（包括鼻胃管和胃造瘘管）和经肠喂养（包括鼻肠管和空肠造瘘管）。经胃喂养的优点是仍然可以利用胃的储存和消化功能，不容易发生腹泻、腹胀，并且可以采用推注的方式进行管喂，缺点是误吸的风险较大。而经肠喂养的优缺点刚好与经胃喂养相反。

## 二、营养制剂选择方法

根据疾病状况、治疗情况、消化能力、个体差异等特殊情况选择不同类型的营养制剂。

根据成分不同，肠内营养制剂可以分为三大类。

### （一）全营养制剂

全营养制剂是可以作为唯一营养来源来满足机体营养需求的配方食品。根据蛋白质是否被预先分解及分解的程度，它可分为氨基酸型、短肽型、整蛋白型三种。

氨基酸型、短肽型全营养制剂无须或稍加消化即可被人体吸收，适合消化道受损的患者，如胃部分切除或全部切除术的患者，也适合严重营养不良和肝功能受损的患者。其缺点是口感、味道较差，通常用于管饲。

整蛋白型全营养制剂适合于胃肠道功能较好的患者，可以口服，也可以管饲。

### （二）特定全营养制剂

特定全营养制剂是可以作为唯一营养来源满足特定疾病或医学状况下营养需求的营养制剂，常见的包括糖尿病型全营养制剂、肿瘤型全营养制剂、肝病型全营养制剂、肾病型全营养制剂。

### （三）非全营养制剂

非全营养制剂是满足人体部分营养需求的配方食品，不能作为唯一营养来源，比如蛋白粉、膳食纤维、增稠剂等。

## 三、肠内营养的家庭实施方法

在家庭中实施安全的肠内营养，患者及其照顾者需要掌握肠内营养实施技巧：①注意肠内营养实施过程中的清洁卫生，包括制剂的卫生、操作者手部卫生、每日更换营养液注射器或输注器、管喂完毕后彻底冲洗导管等；②每次管喂前，应该先检查回抽，判断肠内营养管的位置没有异常；③管喂时，确保患者采取半卧位或坐位；④管喂制剂温度适宜，以35℃～40℃为宜；⑤从低浓度开始管喂，逐渐过渡，以减少胃肠道不耐受；⑥从低速度开始管喂，空肠营养管或者空肠造瘘患者不能采用推注的方式管喂。

## 四、常见并发症的处理

肠内营养常见的并发症包括误吸、胃肠道并发症、代谢并发症、机械性并发症。其中胃肠道并发症指腹泻、恶心呕吐、腹胀等，代谢并发症指糖代谢紊乱、电解质紊乱等，机械性并发症指鼻、咽、食道损伤及堵管等。

### （一）误吸

误吸是肠内营养最为严重的并发症。

发生原因：①胃肠动力不足导致排空延迟；②贲门闭合不全或括约肌功能减弱；③胃管插入深度不够；⑤喂养时体位不当；⑥未监测胃残余量。

预防措施：①增加鼻胃管的置入深度。研究表明，传统的胃管的置入长度为45～55cm，只能保证胃管尖端到达贲门附近，容易发生误吸，因此建议在传统的测量（从鼻尖到耳垂再到剑突）长度基础上增加10～15cm。②对长期置鼻胃管者，应注意经常观察喂养管在体外的长度，警惕脱管的发生；对导管位置不当者，应重新调整位置，然后再行肠内营养治疗。③老年、意识不清、危重患者在鼻饲前要先翻身、吸净呼吸道分泌物，这样可减少误吸发生率。④喂养时及喂养后半小时内保持床头抬高30°～45°。⑤速度适宜，推荐匀速、低流速喂养。

### （二）胃肠道并发症

**1. 腹泻（发生率为5%～30%）**

腹泻发生原因有如下几种：①肠道菌群失调。这种情况常见于管喂期间同时使用抗生素的患者。②营养制剂的类型不合适。乳糖、脂肪、膳食纤维的种类和含量均可能影响肠道对营养液的耐受性。③营养液的渗透压过高。④营养液被污染。⑤输注速度过快。⑥低蛋白血症（<30 g/L）导致肠水肿。

预防措施：①选择或配置适宜的营养制剂，特别是乳糖不耐受患者给予无乳糖配方；②营养液要新鲜配制，肠内营养液开瓶后在常温下放置建议不超过4小时，使用不超过24小时；③输注速度不能过快；④肠道菌群失调者补充益生菌；⑤积极纠正低蛋白血症。

2. 恶心、呕吐（发生率为10%～20%）

恶心、呕吐发生原因有如下几种：①与肠内营养配方及选择有关。口服营养制剂中氨基酸和短肽多有异味；营养液的输注速度过快；营养液的渗透压高导致胃潴留；乳糖含量高，并且脂肪比例高。②与患者相关，如胃肠动力不足、乳糖不耐受等。

预防措施：①控制营养液的浓度，从低浓度开始管喂；②控制输注量和速度，从小量开始，6～7天内达到全量；③滴注时保持营养液的适宜温度，一般在38℃～40℃；④避免营养液污染；⑤口服营养制剂可搭配其他食物改善口感。

3. 腹胀

腹胀发生原因：①胃肠动力不足；②喂养方法不当，如营养液温度低、鼻饲前未检查胃肠道消化情况及胃残余量、鼻饲时将空气注入胃内。

预防措施：①注意鼻饲液温度；②每次鼻饲前回抽检查残留量，如残留量超过200 mL应暂停鼻饲；③抽吸鼻饲液时应排尽注射器内的气体，再将营养制剂注入胃内；④喂养时及喂养半小时内保持床头抬高30°～40°。

4. 代谢并发症

（1）水、电解质紊乱

心、肾功能不全患者如未考虑量入为出，则易出现机体水分过多，严重者可出现水中毒。肾功能不全时，液体补充不足或摄入高钠食物易发生高渗性脱水；肾功能不全者容易出现高钾血症。使用利尿剂、胃肠液丢失过多或使用胰岛素而未及时补充钾时易发生低钾血症。营养液中钠含量低或患者大量出汗、腹泻时可出现低钠血症。

预防措施：①根据病情选择营养液，浓度和总量适宜；②准确记录食物和水分的摄入量及大小便的排出量；③定期监测电解质变化。

（2）糖代谢紊乱

糖代谢紊乱表现为高血糖或低血糖。当肠内营养液糖含量过高或应激状态下糖耐量下降时，可出现高血糖症。低血糖症多见于长期使用要素膳（以人体需要量或推荐为依据，采用包含游离氨基酸、单糖、主要脂肪酸、维生素、无机盐类和微量元素配制成的一种营养齐全、极易消化的无渣饮食）而突然停止的患者。在营养治疗时建议进行相对严格的血糖控制，目标范围为7.8～10mmol/L。

高血糖的预防措施：①选用低糖膳食；②应用喂养泵有助于稳定患者的血

糖水平；③及时测血糖；④针对糖耐量减低的患者，应使用降糖药物。

低血糖的预防措施：①长期使用要素膳的患者不能突然完全停止要素膳；②使用喂养泵保证持续匀速泵入营养制剂；③及时监测血糖；④有恶心呕吐和腹泻症状的患者应特别注意低血糖的发生。

## 五、机械性并发症

### （一）鼻、咽、食道损伤

随着导管材料的发展，喂养导管质地越来越柔软，对组织的刺激越来越小，对鼻、咽、食道的损伤相对减少。

鼻饲管压迫及胶布也会造成局部皮肤反应，如皮肤红斑、水泡、糜烂等，随着材料及固定方法改进，皮肤损伤发生率也逐渐降低。

### （二）堵管

堵管常见原因：①外露部分扭曲打折；②肠内部分反折；③营养液过于黏稠；④输注速度过慢；⑤喂养导管管径过小；⑥食物残渣或药物碎片黏附在管壁；⑦未按时冲管；⑧停止输注营养液但未及时冲管；⑨更换营养液不及时等。

预防措施：①推荐使用喂养泵，以保证恒温、匀速输入；②在患者能耐受的情况下，逐渐增加输注速度，维持速度大于50 mL/h；③尽可能准备液体状食物。自制营养液应充分过滤渣屑，药物要充分研磨；④连续输注时，至少每4小时冲管一次；⑤管喂前后应冲管一次，推荐使用脉冲式冲管。

# 第九章　有肠外营养管道时怎么“吃”

肠外营养指人体所需的营养素不经胃肠道而直接进入身体循环，以满足维持和修复机体组织的需要。肠外营养，也被称为“静脉营养”。肠外营养通路即“静脉营养通路”。

## 一、肠外营养通路

静脉营养通路可以分为三大类，外周血管通路、中心静脉通路、输液港。

### （一）外周血管通路

外周血管通路指药物经外周静脉进入血液系统。外周血管通路包括头皮针、静脉留置针。

头皮针，又叫作“一次性静脉输液针”，适合于输液量少（每次输液时间小于4小时）、输液疗程短（连续输液不超过3天）、输注药物刺激性小的患者。一般营养液渗透压偏高，刺激性强，需要缓慢输注导致输液时间长，所以不选择头皮针。

静脉留置针属于头皮针的替代产品，其套管柔软，随血管形状弯曲，对血管刺激小，可以保留72～96小时，适合于老人、儿童、躁动不安的患者和输液疗程较短（≤7天）、输液量较多（＞4小时）的患者。

### （二）中心静脉通路

中心静脉通路指药物经中心静脉进入血液系统，包括中心静脉导管、经外周中心静脉导管。

中心静脉导管指通过颈内静脉、锁骨下静脉、颈内静脉与锁骨下静脉汇合处或股静脉等进行穿刺，将导管送到与右心房接近的大静脉的胸内部分。以锁骨下静脉和颈内静脉最为常用，可以使用28天。适用于输液疗程较长（7天≤输液时间≤28天）、药液刺激性强、需要全面补充营养的患者。

经外周中心静脉导管是通过外周静脉穿刺将导管送至上腔静脉。使用时间最长可达1年。适用于输液疗程长、药液刺激性强、需要全面补充营养的患者。

## 二、常见营养制剂

肠外营养制剂是将人体所需的营养素按一定比例和输注速率，以静脉滴注方式直接输入的制剂。

肠外营养制剂的成分包括碳水化合物、脂肪乳、氨基酸、维生素、电解质及微量元素。

### （一）碳水化合物

常用于静脉输注的碳水化合物有葡萄糖、果糖。其中葡萄糖最符合人体生理要求，被所有器官所利用，大脑、红细胞只能以葡萄糖为能源物质。其浓度有5%、10%、25%、50%等，浓度越高渗透压越高。高浓度葡萄糖应经中心静脉导管输入，否则易致周围静脉血栓性静脉炎。一般不主张仅以葡萄糖作为能源，而是与脂肪乳剂合用，从而减少葡萄糖用量。

### （二）脂肪乳

脂肪乳剂可以为机体供能和提供必需脂肪酸。常用的浓度有10%、20%、30%。脂肪乳剂中脂肪微粒的稳定性很容易被影响，严禁直接将高浓度电解质和其他药物加入脂肪乳中。

### （三）氨基酸

氨基酸是构成机体蛋白质的基本单位，是人体正常组成蛋白质的物质基础。复方氨基酸液能提供生理性静脉营养，是理想的氮源，它由8种必需氨基酸和6～10种非必需氨基酸按鸡蛋白、人乳模式人工配制而成。另外，临床上也有针对不同疾病特点的特别用途氨基酸，包括肝病氨基酸、肾病氨基酸等。谷氨酰胺和精氨酸是两种特殊的氨基酸，是目前免疫营养中常用的药物。其中，谷氨酰胺能促进氮平衡，保持肠黏膜完整，防止细菌移位和肠道毒素入血，是重要的肠道免疫调节物质。精氨酸强化的营养支持也可改善肠外营养时肠黏膜形态和功能，减少细菌易位。

（四）维生素

用于肠外营养的维生素注射液为复方制剂，每支所含的各种维生素恰为成人每天的需要量，使用十分方便。但多种水溶性维生素在光照下可能变性，使用时应注意避光。脂溶性维生素在人体内有一定的储存，短期禁食者行肠外营养时可暂时不补给，长期禁食者应注意补充。

（五）电解质及微量元素

接受全肠外营养4周以上的患者必须补充微量元素。虽然人体对微量元素的需要量极少，但它们均具有重要的特殊功能。

用于肠外营养的电解质溶液很多，如生理盐水、10%氯化钠、10%氯化钾、10%葡萄糖酸钙、25%硫酸镁等，必要时还有碳酸氢钠、乳酸钠、谷氨酸钠、谷氨酸钾等。

## 三、常见并发症的预防

长期接受肠外营养的患者常见的并发症包括导管穿刺相关并发症、输液相关并发症、代谢相关并发症。

（一）导管穿刺相关并发症

导管穿刺相关并发症包括出血、血肿、气胸、误入动脉、血栓等。

预防措施：①穿刺者加强技能培训，提高插管成功率避免反复穿刺；②插管过程中应动作轻柔，避免反复插管；③穿刺后要严密观察患者的呼吸及一般情况。

（二）感染相关并发症

感染相关并发症包括发热反应、穿刺点感染、导管相关性血流感染、败血症等。

预防措施：①每次操作导管和输液时，严格执行无菌技术操作原则，穿刺时保证“最大无菌屏障”；②药液配置遵循无菌原则，配置后尽快使用；③每周进行导管维护，每日更换输液导管，正确冲封管；④使用固定翼固定导管，防止导管自由出入人体；⑤体外导管须完全覆盖在无菌的透明敷料下。

### （三）代谢相关并发症

代谢相关并发症包括血糖异常、体液/电解质异常等。

预防措施：①定时监测患者的血糖、电解质变化；②密切观察患者有无心悸、心动过速、多汗及饥饿感，这些症状严重者可出现昏迷；③匀速滴注，避免引起血糖波动。

# 第十章　肿瘤治疗后居家怎么吃

## 第一节　手术后怎么吃

手术是肿瘤治疗最主要的手段之一，也是绝大部分早期癌症患者及一部分晚期癌症患者的最重要的治疗手段。

为了预防术后营养不良、促进伤口愈合、促进体力恢复，手术治疗后居家期间需要持续关注营养问题。

良好的营养能促进伤口愈合，而营养不良则会导致伤口愈合不良。若营养匮乏、伤口长期不愈合，感染的风险也会随之增加。

伤口愈合过程需要蛋白质、维生素、微量元素的参与。

### 一、伤口愈合过程中的营养素

#### （一）蛋白质

蛋白质是人体一切细胞与组织构成的基础性成分，不仅参与健康组织的构成，也参与受损组织的愈合，因此是术后患者必需的重要营养物质。

术后患者不仅仅要关注蛋白质的量，也要关注蛋白质的质量。优质的、易于吸收及利用的蛋白质对于患者的愈合具有积极的促进作用。通常说来，动物蛋白（如乳清蛋白）比植物蛋白更利于吸收。

#### （二）维生素C

维生素C在胶原蛋白的形成中起到了关键性的作用。胶原蛋白是一类充满孔隙的立体结构，在伤口恢复的过程中，细胞通过胶原蛋白搭建一个“构架”，再在这个构架之上进行修复，这样伤口的恢复速度会比较快，且不易产生疤痕。

正常生理状态下，胶原蛋白是皮肤及其他各类软组织的重要组成成分，在术后伤口愈合期间需求量会更大。因此，这一时期，患者需要保证维生素C的供给。

### （三）锌

锌是人体新陈代谢中的多种酶的启动因素，参与人体脂肪、蛋白质及核糖核酸等多种物质的合成与代谢，有利于促进表皮细胞的分裂，加快伤口新生肉芽组织的形成，同时也对维持良好的免疫细胞功能具有重要的作用。

锌来源于海鲜、牛肉、动物肝脏、豆类、谷物等多种食物。

## 二、消化系统肿瘤患者术后饮食

### （一）食管癌

食管上连咽，下通胃，是消化道中输送食物最重要的通道之一。食管切除术后恢复早期，为了减少食管受到的刺激，患者在饮食上应注意少量多餐（每日6～8餐），选择细软、好吞咽的食物，每餐摄取食物量为100～200 mL，忌油腻、粗硬食物，忌暴饮暴食。

### （二）胃癌

在胃切除术后早期，胃容积减小，消化酶分泌减少，消化功能会受到一定的影响，一般从恢复进食到摄入量达标需要1～2个月。

患者可以选择软烂、泥状的食物，持续1周左右，适应后逐渐过渡至少渣半流食。在饮食过渡期，建议患者在两餐之间进行加餐，加餐维持3个月至半年。

### （三）肝癌

肝脏能够分泌胆汁，是人体最重要的消化器官之一。肝部分切除术后早期，患者应当采用低脂饮食，以减轻肝脏的负荷，也要注意补充富含优质蛋白质、维生素的食物，促进肝细胞尽快修复。

### （四）结直肠癌

结直肠切除术后早期，为减少腹泻、腹胀等症状，流食阶段过后宜采用少渣半流食，避免食用辛辣刺激、产气食物，恢复晚期可逐渐增加富含纤维素的食物。

## 第二节　放化疗后怎么吃

### 一、饮食原则

#### （一）高蛋白、高热量

高蛋白饮食使得皮肤、黏膜、肌肉、毛发等在受放化疗损伤后得以较快修复，还能提高机体抵抗力。建议放化疗后至少增加 20% 的蛋白质及热量。

食用鱼类、肉类、鸡蛋、豆制品、牛奶及奶制品、坚果等可获得丰富的蛋白质，其中鱼类富含易消化、吸收的优质蛋白。

在摄入丰富蛋白质的同时，需要摄入一定量的主食，以确保能量供给。

#### （二）高维生素

维生素可以促进细胞的生长、发育，有助于白细胞的分化和增殖，对多种内脏器官有保护作用，减轻化疗的毒性反应。

维生素主要来自新鲜蔬菜水果，如西红柿、山楂、橙子、柠檬、大枣等，应多食用。

#### （三）饮食的多样化

注意饮食的多样化，可以尝试改变烹调方法，使食物具有不同的色香味，增加食欲。

放化疗后尚有反应期间，不宜吃得过饱，否则易加重恶心、呕吐等反应。

## 二、放化疗常见影响营养状况症状及解决方法

放化疗常见影响营养状况症状及解决方法见表3所列。

**表3　放化疗常见影响营养状况症状及解决方法**

| 症状 | 解决方法 |
| --- | --- |
| 厌食 | 1. 饭前散步可以增加食欲;<br>2. 少食多餐;<br>3. 食物多样化;<br>4. 两餐之间增加口服营养制剂;<br>5. 创造一个优美、舒适、安静的进食环境 |
| 味觉改变 | 1. 在食物中加调料或较浓的调味品;<br>2. 准备患者喜欢吃的食物 |
| 恶心呕吐 | 1. 少食多餐,避免饱腹感;<br>2. 临吃饭时不饮水、喝汤;<br>3. 细嚼慢咽;<br>4. 低脂、低热量饮食;<br>5. 饭后 1 小时不要平卧,可散步 |
| 口干 | 1. 禁烟酒;<br>2. 适量多饮水,小口饮水;<br>3. 酸性食物以刺激唾液分泌 |
| 口腔炎及食管炎 | 1. 忌食刺激性食物;<br>2. 进食少渣饮品及凉食品,保持口腔及齿龈的清洁,防止继发感染 |
| 腹泻 | 1. 禁食产气和引起腹胀的食物,如乳酸饮料、玉米、卷心菜、小苏打、豆类、糖类等;<br>2. 食用少渣饮食、以减轻肠胃负担;<br>3. 纠正水、电解质平衡失调 |
| 便秘 | 1. 选用高纤维饮食,多食蔬菜、水果;<br>2. 多饮水,每日至少饮水 2000 mL |
| 发热 | 1. 流质或半流质饮食;<br>2. 少食多餐 |

# 第十一章　运　　动

## 一、肿瘤患者静养好还是运动好?

“好好养病”“好好休息”是我们对生病了的人表达关心常用的语句，但又常常看到医生、护士要求患者加强运动。“静养”与“运动”，哪一种方式对康复更有利呢?

“腹部手术后，不满24小时就下床活动，伤口会不会裂开?”

“运动消耗了体力，免疫力会不会下降?”

这些问题时常困扰着肿瘤患者，笔者认为，不论是主张静养还是主张运动都有一定的道理。

支持静养的理由：一方面，在生命体征不稳定、患者极度虚弱的情况下，应适度静养，不能剧烈活动；另一方面，静养还包括内心的放松与平静，不单指不剧烈活动。

支持运动的理由：早起活动可以让腹部手术患者降低肠粘连的发生；运动可以促进胃肠蠕动，减少便秘，缓解腹胀等消化道症状；运动可以促进血液循环，减少血栓的发生；运动可以减少肌肉流失，避免卧床的患者发生肌肉萎缩；卧床患者进行床上活动，还可以减少压力性损伤发生和改善心肺功能；适度运动，有助于缓解疲乏的症状；有研究表明，运动有助于提高化疗效果；坚持运动可将乳腺癌、大肠癌患者的死亡风险降低30%～50%。

其实，选择“静养”还是选择“运动”，这需要根据患者的个体情况具体分析，选择最适合的就是最好的。笔者认为，肿瘤患者可在不感到过度疲劳的情况下坚持适度运动。

## 二、肿瘤患者的运动方法

### （一）运动的频次与方式

建议肿瘤患者每周应进行至少5次中高强度运动，每次30～60分钟。

当然，根据患者的体力状态、疾病分期不同，可以适当调整运动次数，但每周应保证一次30分钟以上的中强度运动。

注意，运动并不是时间越长、强度越大就越好。有研究显示，每天超过60分钟的高强度运动会增加疲劳，降低患者的生活质量。

### （二）运动形式

①疾病康复初期的患者或者肿瘤治疗过程中的患者可以选择散步作为运动方式，既不会造成过度疲劳，也可以帮助患者放松情绪，改善循环。

②骨质疏松、骨转移等患者骨折风险很高，不宜进行负重或剧烈的运动，如跳舞、跑步、球类、田径运动等，更适合太极拳、游泳、散步等节奏相对较慢的活动。

③白细胞减少、血小板降低、贫血、发热的患者运动时要多加小心，预防跌倒。白细胞减少者要避免高感染风险的项目及运动环境，如体育馆、泳池等。

④中强度体力活动，如快走、太极拳、乒乓球、骑自行车、跳舞、瑜伽、高尔夫等。

⑤高强度体力活动，如慢跑、快骑自行车、足球、篮球、游泳、徒步旅行等。

⑥最简单、有效的运动是晚饭半小时后快步走。但需要注意：一要快，普通的散步往往作用不大；二要时间长，不能短于30分钟，否则达不到运动效果。

# 第四篇

# 肿瘤合并慢性病患者的营养护理

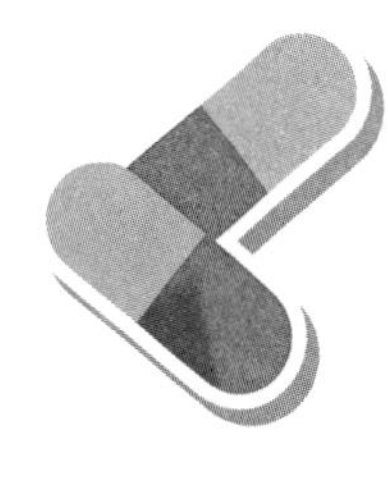

# 第一章　肿瘤合并糖尿病患者怎么吃?

## 一、“甜蜜”的负担

有的患者听说癌细胞喜欢吃糖，就认为少吃点糖可以饿死癌细胞。

有的患者很喜欢吃糖，因为害怕吃糖将体内的癌细胞给养肥了，不敢再像从前一样开心地喝饮料了！

有研究发现，癌细胞的生长确实主要依靠葡萄糖来提供能量。除此之外，人体的许多重要器官的正常生理功能的发挥也依赖于葡萄糖，同时生酮饮食（高脂肪、低碳水化合物、适当蛋白质）的有效性和安全性还有待进一步证实哦！

当肿瘤与糖尿病并存时，它们相互作用，加重病情。从某种意义上讲，糖尿病会增加多种肿瘤的风险；而肿瘤本身或肿瘤相关治疗等原因，也会导致血糖升高或波动。其中，部分肿瘤患者也可能由于肿瘤相关原因，导致进食比平时减少，从而造成患低血糖的风险比平时增加。

因此，肿瘤合并糖尿病患者的饮食问题应该得到足够的重视。肿瘤患者不应盲目地减少碳水化合物的摄入。均衡饮食、保证营养摄入才是科学的！

## 二、如何选择升血糖较慢的食物

### （一）什么是GI指数?

GI是血糖生成指数，是反映食物引起人体血糖升高程度的指标，是人体进食后机体血糖生成的应答状态。

### （二）高GI与低GI食物对血糖的影响有着怎样的不同?

高GI食物：GI值>70。

中GI食物：55-70。

低GI食物：GI值<55。

表4是常见食物的GI值（来源《中国食物成分表》）。

**表4　常见食物GI值**

| 食物种类 | 食物名称 | GI | 食物种类 | 食物名称 | GI |
| --- | --- | --- | --- | --- | --- |
| 谷类 | 馒头 | 85 | 糖类 | 麦芽糖 | 105 |
| | 糙米 | 87 | | 葡萄糖 | 100 |
| | 大米饭 | 82 | | 蜂蜜 | 73 |
| | 油条 | 75 | | 蔗糖 | 65 |
| | 苏打饼干 | 72 | 水果类 | 西瓜 | 72 |
| | 大米粥 | 69 | | 菠萝 | 66 |
| | 荞麦 | 54 | | 葡萄 | 56 |
| | 燕麦 | 55 | | 苹果 | 36 |
| | 山药 | 51 | | 梨 | 36 |
| | 面包 | 70 | | 柚 | 25 |
| | 玉米面 | 68 | 奶制品 | 冰激凌 | 51 |
| 豆类 | 扁豆 | 38 | | 酸奶 | 48 |
| | 豆腐 | 32 | | 脱脂牛奶 | 32 |
| | 绿豆 | 27 | | 牛奶 | 27.6 |
| | 黄豆 | 18 | | 全脂牛奶 | 27 |

高GI食物进入肠道后，会让人体血糖水平迅速升高，刺激大量胰岛素分泌，利用不了的血糖容易生成脂肪，同时人体很快就会感到饥饿。

低GI食物进入肠道后，食物中的糖分释放得很慢，引起餐后血糖波动较小，胰岛素波动也较小，不会造成过多的脂肪储存，此外还会使人体有一定的饱腹感。

所以肿瘤合并糖尿病的患者在日常饮食中应该选择低GI食物！

## 三、控制血糖的饮食建议

### （一）控制血糖的矛盾

一位肺癌合并糖尿病的患者说："血糖的起伏就像过山车……不知道肿瘤恶化与糖尿病并发症哪个先来？"

恶性肿瘤本身是一种高消耗性疾病，患者多表现为体重减轻，甚至表现为恶病质（极度消瘦、皮包骨头、贫血、无力、完全卧床、生活不能自理、极度痛苦、全身衰竭等）。糖尿病又是一种内分泌系统失调的代谢性疾病，以胰岛素分泌缺失或减少，血糖增高为特征。

患者在肿瘤治疗过程中，由于手术、放化疗等治疗易引发胃肠道反应，这要求患者加强营养支持以满足能量供给，支撑身体承受治疗的副反应；但是，糖尿病患者由于自身糖代谢异常，需要进行一定的饮食控制。

这种矛盾常常使患者或家属无所适从，要么血糖控制不佳，要么营养得不到保障。这样不仅给了肿瘤细胞更多的可乘之机，也严重影响肿瘤治疗的顺利进行。

所以，如何做到抗癌又控糖，是每个患者及家属最关心的问题。

### （二）饮食建议

①饮食与运动要配合，在身体条件允许的情况下，坚持饭后散步半小时。

②主食每餐不超过100 g。少食精白米面，多食用低GI的粗杂粮及各种新鲜蔬菜，如菠菜、甘蓝、油菜、花椰菜等。每日蔬菜摄入量300～500 g，同时要注意蔬菜的种类和颜色要丰富、多样。

③选择高蛋白质食物，如蛋、奶、瘦肉及大豆类食物，推荐肿瘤患者每日摄入300 g的液态奶。多吃白肉，少吃红肉（猪肉、牛肉、羊肉）及加工肉类。

④膳食纤维是一种多糖，它既不能被胃肠道消化吸收，也能不产生能量。增加膳食纤维的摄入能刺激肠道蠕动，防止便秘，降血脂、降胆固醇，预防大肠癌。所以应该多食富含高膳食纤维的食物，如魔芋、菇类、青菜等。

⑤清淡饮食。控制食物中盐和糖的摄入，食盐用量不超过6 g。养成良好的进餐习惯：细嚼慢咽；先吃蔬菜，再吃肉类，最后吃主食。在一餐中，蔬菜、主食和肉类在餐盘中的体积比例应为2∶1∶1。

⑥肿瘤患者应尽量少吃或不吃添加糖较多的零食，如含糖饮料、奶油蛋糕等。可以用水果和坚果来代替零食。

⑦每天坚持记录饮食，常常检测血糖，定期回医院复诊。

### （三）两类特殊患者的饮食指导

根据肿瘤与糖尿病之间的相互关系，我们可以把肿瘤合并糖尿病的特殊人群分为以下两类，针对具体情况对患者的饮食控制提出不同的意见。

1. **消瘦，甚至恶病质等肿瘤晚期患者**

这类能量摄入不足的糖尿病患者，即使血糖偏高，也应当适量地增加能量。其一，通过降糖药物或胰岛素将血糖控制在正常范围内；其二，通过糖尿病患者专用肠内营养制剂来补充能量及营养，如口服补充糖尿病型特殊医学用途配方食品（肿瘤型）。首选肠内营养，患者自行使用的可行性高，有助于个体化的血糖控制。

2. **肥胖患者**

此类患者应适当控制体重，推荐选择高营养、低热量的食物来控制体重，避免或减少动物性食物及含糖量高的食物的摄入，但不建议通过节食等不健康的行为来控制体重。

## 四、抗癌控糖口诀——教您轻松控糖

膳食搭配要合理，坚持锻炼不能停；控糖口诀不能忘；时时刻刻记心间。
主食三餐要定量，粗细搭配心中明；种类丰富颜色多，饭菜多食低GI。
常吃鱼禽和白肉，红肉肥肉提前禁；奶类豆类天天有，膳食纤维要摄入。
细嚼慢咽配清淡，限盐限糖才能行；两蔬一主一份肉，蔬菜肉类再米面。
零食饮料少食用，水果坚果来代替；饮食血糖随时记，定期复诊利身体。

# 第二章　肿瘤合并高血压患者怎么吃?

## 一、肿瘤与高血压的关系

我们都知道摄盐过多不仅可使血压升高，而且会令降压药的疗效不显著，是顽固性高血压最常见的诱因。

肿瘤发生与不良饮食习惯有关系，特别是胃癌，尤其是过多食盐、吃辣对胃部刺激很大。其一，食盐会损伤胃黏膜，使胃壁上的细胞萎缩；其二，加工肉制品和腌制类食品含较多食盐，在制作过程中还会产生大量亚硝酸盐，过多摄入甚至会诱发癌前病变。

那大家一定会想了：是不是肿瘤合并高血压的患者少吃盐就好了？为了更好地回答这个问题，我们先来了解一下这两种疾病之间的关联。

高血压与肿瘤的发病机制和流行病学因素有许多的相似之处。

首先，二者有相似的危险因素，如年龄、吸烟、不健康因素等。其次，高血压可能也是肿瘤发生的危险因素之一，血管生成因子、缓激肽等都与肿瘤发生的机制有关。某些罕见的肿瘤（如嗜铬细胞瘤）与高血压的发病密切相关。

## 二、饮食禁忌

### （一）限钠

如果摄入盐过多，钠离子和氯离子增多会引起水钠潴留，从而引起血压升高。那么，那是不是盐吃得越少就越好呢?

根据近几年的研究结果提示：高钠盐与低钠盐摄入均易引发高血压，但仍需进一步的研究。

所以我们建议肿瘤患者低盐饮食，但不是越低越好，注意适度原则！建议每天摄入氯化钠为3～5 g。建议买一个2 g盐的小勺子，每顿做菜前拿盐勺算好总量。

在日常生活中怎么样才能减少盐的摄入量呢?

建议选高钾低钠盐（钾可缓解钠盐引起血压升高和血管损伤的作用，有助于预防高血压），多用醋调味，少食咸菜、酱油等含盐量多的食品，少食用加工食品。如果需要在外就餐，就先用水涮一涮再吃。

### （二）限糖限脂

有研究显示，低碳水化合物饮食可以降低血压。通过减少碳水化合物的量、提高碳水化合物的质量，以降低心血管疾病的危险度。所以肿瘤患者应尽量选择杂粮、粗粮，同时也不要饮用含糖饮料。

饱和脂肪酸和胆固醇会加速血管硬化，而不饱和脂肪酸可以舒张血管，从而起到降低血压的作用。绝大多数中国人将猪肉作为主要摄入肉类，与鱼肉相比，猪肉的蛋白质含量较低，脂肪含量较高，所以建议常吃鱼。这样既可以摄入优质的蛋白质，又可以将饮食中的脂肪摄入量减少。其中海鱼富含不饱和脂肪酸，对防止高血压并发症有一定作用。

### （三）戒烟戒酒

烟和酒是肿瘤和高血压的共同危险因素。

香烟中有害成分可引起人体组织缺氧，损伤动脉内膜，诱发血管痉挛，促使血压升高。长期、大量饮酒不仅会使血压升高，还能促使钙盐、胆固醇等沉积血管壁，导致动脉粥样硬化，诱发多种心血管疾病。

因此，戒烟戒酒，保持健康的生活方式对肿瘤合并高血压患者而言有着重要的意义。

### （四）饮茶不宜浓

高血压病人不宜喝浓茶，因为饮用大量浓茶会加快心率，增加心脏负担，很有可能引起脑血管意外的发生。

但适量地饮用淡茶是有利于肿瘤患者身体健康的。由于茶叶中的成分具有兴奋神经、增强心肌收缩力、增强血管韧性和弹性、利尿等作用，本身有利于降低血压。同时，茶叶中含有的茶多酚可以抗氧化，有助于维生素C在体内的利用。

## 三、可多食食物

### （一）富含钾、镁、钙的食物

据研究结果表明，钾、镁、钙均有降压作用。这几种矿物质在奶类、豆类、新鲜的蔬果中含量较高。

高血压患者应多进食富含钾、镁、钙的食物，以增强降压效果。其中，香蕉是钾的极佳来源，吃香蕉是降低血压的好方法之一。

每100 g蔬菜和水果中含钾200～500 mg。钾可以降低钠的有害影响，摄入的钾越多，通过尿液排出的钠就越多，从而起到降血压的作用。钙和镁对心脏和血管有保护作用，也能够发挥降血压的作用。

富含钾的食物：芋头、海带、茄子、冬菇、黑枣、油菜、香蕉、橘子等。

富含镁、钙的食物：牛奶、豆制品、卷心菜、冬瓜、南瓜、核桃等。

### （二）适量蛋白质

蛋白质的水解产物之一是降血压肽，顾名思义，该产物有降血压的作用。有研究认为，增加饮食中的蛋白质含量来替代碳水化合物也有降压作用。所以，肿瘤患者可以选择高蛋白质饮食。

推荐多摄入大豆蛋白和鱼类等优质蛋白，每周应吃2～3次鱼类蛋白质，大豆蛋白能够有效预防动脉硬化，鱼类蛋白可以改善血管弹性。

### （三）补充维生素D和维生素C

维生素D有保护血管、抗心肌肥大和增生的作用。可以从鱼类和牛奶中补充维生素D。

维生素C具有抗氧化和促进人体合成胶原蛋白，可以保护血管内皮损害。蔬菜和水果中都富含大量的维生素C。

### （四）绿色蔬菜和新鲜水果

除了上述所说的富含钾、镁、钙的蔬果外，芹菜、韭菜及荠菜等蔬菜和西红柿、香蕉、山楂等水果都是有益于降低血压的食物。

只要是绿色蔬菜和新鲜的水果都富含多种维生素、矿物质，都是日常生活不可缺少的营养成分。

## 四、抗癌降压口诀

限盐高钾淡茶饮，合理锻炼有氧行；
优质蛋白来降压，鱼类每周两三次；
新鲜蔬菜加水果，重点补充钾镁钙；
限盐限糖护血管，戒烟戒酒利健康；
是敌是友分清楚，抗癌降压有希望。

# 第三章 肿瘤合并冠心病患者怎么吃?

## 一、什么是冠心病?

冠心病是冠状动脉粥样硬化性心脏病的简称，是因冠状动脉管壁形成粥样斑块造成血管腔狭窄而形成的。冠状动脉是供应心脏血液的重要动脉，冠状动脉的狭窄导致心肌供血不足会引发心脏病变。

高血压是冠心病的独立危险因素，约70%的冠心病患者合并高血压；糖尿病是冠心病的等位症。由此可见，高血压、糖尿病与冠心病间的种种联系。所以，肿瘤合并冠心病患者的饮食与前两章对肿瘤患者的饮食要求大致相同。

肿瘤患者本身发生营养不良的概率高，且冠心病患者因不良饮食导致的高胆固醇血症会造成严重后果。所以，合理饮食是肿瘤合并冠心病患者着重关心的问题之一。

## 二、如何饮食?

### (一) 总原则

肿瘤合并冠心病患者饮食的总原则与前两章肿瘤合并糖尿病、高血压患者的饮食原则大致相同。总的来说，肿瘤合并冠心病患者的饮食重点应该降低膳食中的饱和脂肪酸和胆固醇的摄入量，适当增加单不饱和脂肪酸和多不饱和脂肪酸的摄入量，控制总能量、总脂肪的摄入量，尽量避免反式脂肪酸的摄入。

宜少食多餐，清淡饮食，多喝水；忌暴饮暴食，避免食用刺激性食物，如酒、咖啡、浓茶、辣椒、胡椒、芥末等。这些刺激性食物容易引起血管的收缩和痉挛，导致心绞痛，甚至出现心肌梗死。

多吃蔬菜、水果与薯类食物，其中的膳食纤维可帮助排便，清洁肠道中的胆固醇，起到降低血清胆固醇的作用；新鲜蔬果中的维生素也有助于肿瘤病人恢复体力。

**1. 低脂肪、低饱和脂肪酸膳食**

减少膳食中的脂肪量，每餐脂肪所含能量（1 g脂肪含有9 kcal热量）不超过总能量的30%。要严格控制肉类食物的摄入量。猪肉、牛肉、羊肉的脂肪、饱和脂肪酸、胆固醇含量高，每周食用吃最好少于3次。鸡皮、鱿鱼、动物内脏、奶油的脂肪含量也高，也应少食用。

蛋黄的胆固醇较高，但却不含饱和脂肪酸，所以平时一般不需要非常严格地限制蛋黄的摄入，每天食用不超过1个蛋黄即可。

**2. 低胆固醇膳食**

除肉类富含胆固醇外，鸡蛋黄、鸭蛋黄、龙虾、鱿鱼、螃蟹和动物内脏的胆固醇含量也很高，应少吃，每天摄入量不超过300 mg。

需要特别要注意的是鹌鹑蛋，虽然它长得小，但是它是含胆固醇最高的禽类蛋之一，应少吃。

**3. 摄入足够的单不饱和脂肪酸和多不饱和脂肪酸**

代谢研究证明，用单不饱和脂肪酸和多不饱和脂肪酸代替饱和脂肪酸可以降低血总胆固醇和低密度脂蛋白的水平，对预防冠心病有一定作用。

所以，应当尽量吃“好的油脂”，如玉米油、橄榄油、豆油、亚麻籽、坚果、深海鱼类等。

**4. 减少反式脂肪酸摄入**

患者每日反式脂肪酸的摄入不能超过2 g，因为其摄入过多不仅升高低密度脂蛋白，而且还降低HDL-C高密度脂蛋白，增加冠心病风险。

患者应不食或少食奶油、甜食（饼干、糕点、含糖饮料）、各种油炸食品。

**5. 控制膳食中的摄盐量**

肿瘤合并冠心病患者与肿瘤合并高血压患者一样，需要限制盐的摄入，每日盐的摄入量不应超过5 g。要避免吃咸鱼、咸肉、咸菜、酱油等咸食，具体饮食要求可参照上一章节的“限钠”。

### （二）保护心血管的食物推荐

有许多食物被认为具有保护心血管的作用，以下列举一些。

**1. 大豆及其制品**

大豆及其制品含有丰富的异黄酮、低聚糖、皂苷等活性物质，可以降低血液中胆固醇水平和软化血管。

**2. 荞麦等粗粮**

荞麦含有较丰富的亚油酸（一种不饱和脂肪酸），还含有大量的有软化血管作用的芦丁等成分，能增加血管弹性。患者应少食用精制米面，多食用糙米、荞麦等粗粮。

**3. 海鱼、海带、紫菜等海产品**

海鱼富含多不饱和脂肪酸，建议每周食用2～3次。

海带、紫菜等藻类食物所含的昆布氨酸和甘露醇有降低血压的作用。

**4. 茄子、洋葱、黑木耳、金针菇、紫甘蓝等蔬菜**

茄子中所含的维生素P有软化动脉血管与增强微血管弹性的作用，且在人体肠道内的分解产物可与过多的胆固醇结合，促进胆固醇从肠道排出。

洋葱含有前列腺素A和洋葱精油，可以软化动脉血管、降低血脂水平、增加高密度脂蛋白的含量。

紫甘蓝所含的花青素有保护心血管健康的作用。

黑木耳与金针菇等菇类食物能降低血液中的胆固醇水平，有软化血管和增强动脉弹性的作用。

**5. 燕麦**

燕麦是一种膳食纤维，具有降低血液中胆固醇和甘油三酯的作用。每日早晨可冲饮一杯燕麦。

**6. 山楂**

山楂可以作为零食，也可以泡水饮用，其作用为平稳血压、调整血脂、降低胆固醇、软化血管、增加冠状动脉血流量。

**7. 茶叶**

适量地饮用淡茶，茶叶中的茶多酚不仅可以帮您清洁身体中多余的油脂，还有抑制血浆和肝脏中胆固醇含量上升的作用。

## 三、抗癌护心口诀

肿瘤合并冠心病，关心则乱不能行；

限盐脂和胆固醇，控制热量低饱和；

大豆荞麦和粗粮，减血脂还增弹性；
海类产品不能缺，海鱼海带和紫菜；
蔬菜茄子黑木耳，还有洋葱紫甘蓝；
燕麦晨起常冲饮，山楂解馋还降脂；
少食多餐清淡饮，辛辣刺激要不得；
饮食适宜冠脉通，减脂护心共抗瘤。

# 第四章　肿瘤合并肾脏疾病患者怎么吃？

肿瘤患者大多有营养不良症状，因此要多吃。但是合并肾脏病又不能乱吃，到底怎么吃呢？

## 一、 吃什么？

肿瘤患者合并肾脏疾病患者要吃优质蛋白，如大豆、蛋、奶、瘦肉等。炒菜的油少用动物油，多用植物油。多吃含维生素B、维生素C、维生素E多的食物，以及含钾磷低的蔬菜水果，例如可以多吃白菜、芹菜、菠菜、卷心菜、葡萄、西瓜、番茄等。

多喝水，少吃盐，少吃含钾镁磷高的食物，例如要少吃香蕉、干果/坚果、牛肉、豆酱、小麦、深绿叶蔬菜、巧克力。当出现高磷血症时，对于含磷较高的食物如奶制品、汽水、可乐、酵母（健素糖）、内脏类、干豆类、全谷类（糙米、全麦面包）、蛋类、小鱼干等应谨慎地避免多食。

## 二、 怎么吃？

对于肿瘤合并肾脏病的人来说，摄入蛋白质是非常重要的。

①对于肾功能不全期的肿瘤患者，推荐每天摄入蛋白质40～60 g≈1个鸡蛋+300 mL牛奶+75 g瘦肉。

②对于早期尿毒症期的肿瘤患者，推荐每天摄入蛋白质35～40 g≈1个鸡蛋+200 mL牛奶+50 g瘦肉。

③对于尿毒症期的肿瘤患者，推荐每天摄入蛋白质25～35 g≈1个鸡蛋+200 mL牛奶+25 g瘦肉。

④对于晚期尿毒症期的肿瘤患者，推荐每天摄入蛋白质25～35 g≈1个鸡蛋+200 mL牛奶+25 g瘦肉。

选择维生素B、维生素C、维生素E含量多的食物和含钾、磷低的蔬菜水果。除此之外，还要补充氨基酸和少量叶酸，并且适当补充微量元素，如钙、铁、锌等。在早期无水肿、尿量多时，多饮水，每天摄入食盐3～5 g；晚期有水肿尿量少时，每天多饮水，使尿量在原来的基础上增加500 mL，摄入食盐1～2 g。为了预防和纠正酸中毒，每天还可以补充3～10 g碳酸氢钠（即小苏打）。

有肾脏疾病的肿瘤患者一定要谨慎饮食，控制蛋白质摄入，少吃盐，多喝水，多吃含钾磷低的蔬菜水果，补充必需氨基酸、维生素和微量元素。

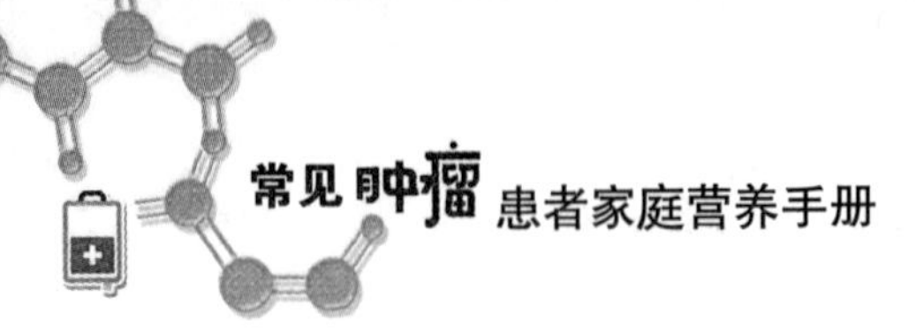


# 第五章　肿瘤合并肝脏疾病患者怎么吃？

有些肿瘤患者本身有基础肝病，比如肝炎，甚至有的有肝硬化。对于这些患者来说，肝功能是需要重点关注的指标，肝功能不全会给肿瘤患者带来很大的麻烦，最严重的问题就是不能进行抗肿瘤的治疗。

有很多患者不理解，肝功能跟癌症治疗怎么会有这么大关系呢？一个小小的肝功能异常为什么就必须停止化疗呢？

这是因为，如果在患者肝脏功能状况很差时继续治疗，特别是继续化疗，很可能会发生肝功能衰竭，严重的是会导致死亡，这是非常可怕的！

由于肝脏是我们人体最大的消化器官，肿瘤患者合并肝脏疾病时，消化吸收功能是非常不好的，时间长了后，就会发展为营养不良，而营养不良又会加速肝脏损伤。合并肝脏疾病还常常有食欲下降、厌油腻、腹水等症状，此时，合理科学的饮食就非常重要了。

## 一、总体营养原则

肿瘤患者合并肝脏疾病时，饮食宜清淡、细软、易消化、无刺激、少量多餐，适量摄入蛋白质、少量脂肪、少量胆固醇和丰富的维生素。

## 二、蛋白质

适量摄入蛋白质。蛋白质必不可少，可适量吃鸡、鱼、瘦肉、蛋、牛奶及豆制品等。肝脏是蛋白质的合成场所，当肝功能异常时，肝脏就不能很好地合成蛋白质。这时就需要合理安排蛋白质的摄入，防止肝性脑病的发生。当出现高血氨时，则严禁高蛋白质饮食。

## 三、脂肪

少吃高脂肪、高胆固醇的食物，高脂肪会增加肝脏的负担。比如避免吃动物内脏，避免使用动物油炒菜。

## 四、维生素和膳食纤维

补充充足的维生素。在众多维生素中，维生素C是肝代谢的直接参与者，它可以保护肝细胞及促进肝细胞再生。可以多吃新鲜的富含维生素的水果和蔬菜，例如柑橘类水果、猕猴桃、蜜桃、苹果、葡萄、草莓、番木瓜、马铃薯、椰菜、花椰菜和深绿色多叶蔬菜等。

## 五、钠、铜摄入

饮食要少盐。少吃含钠盐多的食物，例如各种火腿、松花蛋、肉松，咸菜、酱菜，还有味精多的食物，这些食物都会加重肝代谢的负担。伴有腹水的患者，要用低盐甚至无盐饮食。腹水严重时还要限制每天的进水量。

饮食要少铜。少吃虾、螺、海蜇、乌贼等含铜多的食物。铜会储存在肝脏里面，会导致肝细胞坏死。

## 六、增强免疫

由于肝脏是很多免疫球蛋白的合成场所，因此肝脏疾病患者大多免疫力低。患者可以多吃菌类食品，如蘑菇、木耳、香菇等，能提高免疫力。

## 七、饮食习惯

少量多餐，软食。食欲下降时，应该吃容易消化吸收的食物，少量多餐，要吃无刺激性的软食，不要吃坚硬粗糙的食品，比如不要吃油炸类、硬果类食品。尤其是肝硬化患者，很多都有消化道充血的问题，硬东西吃下去容易划破消化道，严重的可能导致消化道大出血。

严禁抽烟喝酒！含酒精的饮料也不行！因为酒精会直接损害肝细胞，使肝细胞坏死。烟草中含有很多能损害肝功能的有毒物质，会抑制肝细胞再生和修复，所以患者不能抽烟。

# 第六章　肿瘤合并免疫系统疾病患者怎么吃?

## 一、营养与肿瘤、免疫系统关系密切

由于肿瘤是一类慢性消耗性疾病，肿瘤患者营养不良发生率较高。营养不良会对恶性肿瘤放疗患者造成不良影响：对肿瘤治疗的耐受力和反应性下降，增加并发症的发生率，增加感染风险，延长总住院时间。营养不良还是肿瘤局部复发和生存率低的危险因素。

国内外大量研究表明，给肿瘤患者合理、有效地提供营养支持，可明显提高肿瘤患者营养状况和免疫状况，增强抗肿瘤治疗的疗效，减少并发症和感染的发生。

免疫系统是人体强大的防线，功能完善的免疫系统不仅能抵御外界的病原体，还可以防止细胞再生时由基因突变引起的肿瘤或癌症病变。一个平衡的免疫系统才是最健康的，过于强大或者太脆弱的免疫系统都不好。太活跃的免疫系统可能导致过敏和自身免疫性疾病的发生（如类风湿性关节炎、系统性红斑狼疮）；衰弱的免疫系统不能很好地保护我们身体免受外来细菌、病毒的侵袭。

营养是人体维持正常免疫功能的物质基础，合理、充足的营养是机体免疫力的最基本保障。化疗、放疗、营养不良等因素都会造成免疫功能受损。因此，合理、均衡的饮食习惯，充足的营养对于肿瘤病人至关重要。

## 二、饮食指导

### （一）蛋白质

蛋白质是人体必需的营养素，也是维护免疫力的物质基础。肉、蛋、奶、豆制品等均含有优质蛋白。吞咽困难或安置肠内营养管的肿瘤患者，肉类食物可剁碎成肉糜制作成肉丸食用，也可用破壁机制做成流质食物食用。

### （二）维生素

维生素对人体的免疫功能方面发挥着重要作用。肿瘤患者普遍免疫力低，更需要加强维生素的摄入。维生素A、维生素C、维生素D、维生素E都有一定免疫强化功能。维生素A参与人体免疫系统成熟的全过程。富含维生素A的食物有动物肝脏类、鱼肝油、奶类、禽类、红薯、南瓜、胡萝卜和其他橙黄色及深绿色的蔬果等。维生素C具有抗氧化、调节机体免疫力的作用。富含维生素C的食物有鲜枣、猕猴桃、圣女果、草莓、柑橘类水果等。维生素D参与多种免疫细胞的增殖和分化。维生素D在动物类食物，如肝脏、蛋类、奶制品等中含量丰富。

### （三）微量元素

铁、锌和硒也有助于肿瘤患者维持免疫系统的正常功能。动物肝脏、动物血、红肉（猪瘦肉、牛肉、羊肉）含铁较为丰富，海产贝类和菌菇类含锌比较丰富，海产品、动物肝脏、肾脏含硒比较丰富。肿瘤患者可根据自身的健康状况适当食用。

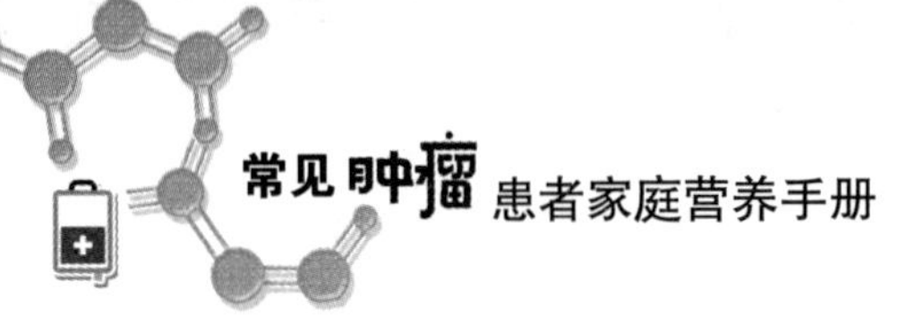


# 第七章　肿瘤合并肌肉减少症患者怎么吃?

## 一、肌肉减少症

肌肉减少症又称为“骨骼肌减少症”，是一种骨骼肌质量下降，伴有肌肉力量减少和肌肉功能的下降的疾病。肌肉减少症根据疾病的进展分为三期，即肌肉减少症前期、肌肉减少症期、严重肌肉减少症期，病情严重程度随分期递增。如果无法及时纠正营养不良，肌肉蛋白将持续大量降解，导致肌肉萎缩、代谢紊乱，使体重持续减轻，严重的会发展为恶病质，使机体处于严重的机能失调状态。

## 二、肌肉减少症患者的营养干预

### （一）蛋白质

机体从食物中吸收的蛋白质可促进其自身肌肉蛋白质合成，有助于预防肌肉减少症。增加蛋白质的摄入是肌肉减少症营养干预的主要方式。富含亮氨酸和谷氨酰胺的乳清蛋白就是一种优质蛋白质，亮氨酸具有较强的促进骨骼肌蛋白合成的作用，谷氨酰胺则可增加肌肉细胞体积，抑制蛋白分解。乳清蛋白在动物食品中的含量较高，例如肉类蛋白、鸡蛋蛋白及牛奶蛋白。注意：每天摄入的蛋白质要均衡地分配到三餐中，这样更有利于蛋白质的合成。

### （二）脂肪酸

研究显示，多不饱和脂肪酸可以提高肿瘤患者肌肉蛋白的合成速率。对于肌肉减少症的肿瘤患者，在控制总脂肪摄入量的前提下，可以增加深海鱼油、海产品、亚麻籽油等富含多不饱和脂肪酸的食物的摄入。但是，仅仅补充多不饱和脂肪酸的食疗效果不明显，需要饮食和运动配合才能达到最佳效果。

### （三）维生素D

肿瘤患者缺乏维生素D的情况很常见。缺乏维生素D与肌肉减少症的发病风险增加有关。肌肉中的维生素D受体激活可促进蛋白质合成，维生素D水平低的肿瘤患者补充维生素D能够改善肌力和功能。因此，肌肉减少症的肿瘤患者应该检测体内维生素D的水平，当低于正常值范围时，应及时予以补充。增加海鱼、动物肝脏、蛋黄等维生素D含量较高的食物的摄入，多晒太阳和户外运动也有助于提高体内维生素D的水平。

### （四）抗氧化营养素

新鲜蔬菜水果以及豆类等富含多种抗氧化营养素（维生素C、维生素E、类胡萝卜素、硒），增加抗氧化营养素的摄入可以减少肌肉有关的氧化应激损伤。

营养治疗是肿瘤合并肌肉减少症患者的最基本、最必需的基础治疗措施。但肌肉减少症的发病机制是复杂的，单单从营养方面干预可能难以达到令人满意的效果。因此，预防和治疗肌肉减少症需要更全面的策略：营养干预、运动干预、药物治疗以及心理疗法。

第五篇

# 破除误区

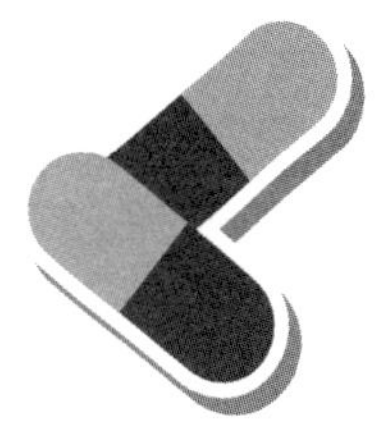

# 第一章　要营养多喝汤？

在我国饮食文化中，喝汤是南方的一大特色，尤其是“宁可食无菜，不可食无汤”的广东人。大家为什么这么喜欢喝汤？第一，因为汤汁浓郁，鲜美可口；第二，部分人认为奶白色的汤汁“富含蛋白质和钙”。

煲汤的关键在于小火慢炖，但是小火慢炖之后，汤汁鲜美而汤中的肉变得“柴而无味”。汤汁鲜美可口，是因为肉中的部分蛋白质在热作用下水解产生游离氨基酸，谷氨酸和天冬氨酸使肉汤呈鲜味，因此，饭前少量饮汤，可以改善食欲。但是，汤中的营养成分全部来自肉，却不及肉的1/10，表5所列为瓦罐鸡中鸡肉与鸡汤的营养成分。肉中大部分的蛋白质并不会溶解到汤里面，“浓白”的汤汁并不是高蛋白，而是脂肪乳化的缘故。

表5　瓦罐鸡（肉）和瓦罐鸡（汤）主要营养成分比较（每100 g）

| 营养素 | 瓦罐鸡(肉) | 瓦罐鸡(汤) | 营养素 | 瓦罐鸡(肉) | 瓦罐鸡(汤) |
|---|---|---|---|---|---|
| 能量(kcal) | 190 | 27.0 | 钠(mg) | 201.2 | 251.4 |
| 蛋白质(g) | 20.9 | 1.3 | 铁(mg) | 1.9 | 0.3 |
| 脂肪(g) | 9.5 | 2.4 | 锌(mg) | 2.2 | — |
| 碳水化合物(g) | 5.2 | 0.0 | 维生素A(μgRE) | 63.0 | — |
| 钙(mg) | 16.0 | 2.0 | 维生素B2(mg) | 0.21 | 0.07 |

喝骨头汤补钙吗？其实骨头汤钙的含量极低，每100 g汤中钙含量不足10mg，远低于牛奶。市售纯牛奶每100 mL钙含量大都高于100mg。所以要补钙，喝牛奶更有效！

除了要破除汤更营养的误区，还要知道以下几类群体不宜喝汤。

①高尿酸血症及嘌呤代谢异常的患者。肉富含嘌呤，而嘌呤是溶于水的，故肉汤中嘌呤含量也很高，高尿酸血症和嘌呤代谢异常的患者应避免饮用肉汤。

②肾功能不全患者出现水肿或高血压时，应限制钠的摄入，而汤中钠含量较高（每100 g约250 mg）。

③心功能不全需要限制液体量的患者。

④胃酸分泌过多者。肉汤会刺激胃酸分泌，应避免使用含氮浸出物高的原汁浓汤。

⑤胆囊炎、胰腺炎患者。肉汤脂肪含量较高，消化过程中刺激胆囊和胰腺，可能诱发胆囊炎和胰腺炎的发作。

如何健康地喝汤呢？

①煲汤过程中不要单独加油，喝汤之前去掉表面的浮油。

②煲汤过程中少加或避免加盐。

③饮用前冷却，避免饮用时汤汁温度过高。

④汤和渣一起吃。

⑤少量饮汤，以不影响正餐为宜。

# 第二章　生病了要大补？

生病之后，有些人会觉得元气大伤，所以疯狂进补。这些人认为各种肉汤、中药材（虫草、人参、灵芝等）、肉及海鲜是进补佳品。

前文已经跟大家解释了，汤的主要成分就是水，营养密度很低，不及肉中的1/10。此外，高尿酸血症、肾功能不全、心功能不全等患者不宜喝汤。所以，各种肉汤不能达到大家期望的“大补”的效果。不过，饭前少量喝汤能够促进消化液分泌，改善食欲，起到开胃的作用。

冬虫夏草的主要营养成分是碳水化合物和蛋白质。目前没有高质量的研究资料表明冬虫夏草具有特别的保健作用。同时，2016年原国家食品药品监督管理局曾提示：冬虫夏草属中药材，不属于药食两用物质。而且检验的虫草及其制品中存在重金属砷的含量严重超标（4～10倍）的现象。长期食用冬虫夏草、冬虫夏草粉及纯粉片等产品可能会造成砷过量摄入，并可能在人体内蓄积，存在较高风险。

灵芝的主要功效成分是灵芝多糖和灵芝酸，人参的主要有效成分是人参皂苷和人参多糖，具有一定增强免疫力的功效，但是关于它们起效的剂量与效应关系目前没有确切的研究。所以没必要花大价钱在获益不明显，甚至可能有害的补品上。

猪蹄蛋白质含量23%左右，但以胶原蛋白为主，且为非优质蛋白，人体吸收利用率极低；猪蹄脂肪含量较高，生病以后大量食用会增加胃肠负担。新鲜海参蛋白质含量在16%左右，同草鱼类似，但是海参的蛋白质也是以胶原蛋白为主，利用率低。鲍鱼蛋白质含量仅12%，不及草鱼，同时胆固醇含量远高于草鱼，故鲍鱼的营养价值并不明显优于普通草鱼。表6中是几种肉及海鲜的营养成分，供读者参考。

**表6 猪蹄、猪肉（瘦）、鲍鱼、海参、草鱼主要营养成分（每100 g）**

| 营养素 | 猪蹄(熟,爪尖) | 猪肉(瘦) | 鲍鱼(杂色鲍) | 海参(鲜) | 草鱼 |
|---|---|---|---|---|---|
| 能量(kcal) | 260 | 143 | 84 | 71 | 112 |
| 蛋白质(g) | 23.6 | 20.3 | 12.6 | 16.5 | 16.6 |
| 脂肪(g) | 17 | 6.2 | 0.8 | 0.2 | 5.2 |
| 胆固醇(mg) | 86 | 81 | 242 | 51 | 86 |
| 维生素A(μgRE) | 0 | 22 | 12 | 0 | 6 |
| 钙(mg) | 32 | 6 | 266 | 285 | 38 |
| 铁(mg) | 2.4 | 3 | 22.6 | 13.2 | 0.8 |

事实上，生病后往往消化功能受损，盲目进补可能增加胃肠道负担；高血压、糖尿病、痛风的患者饮食特殊，需遵循医生和营养师的建议，不宜盲目大补。

生病后，应首先保证基础营养，然后根据病情额外补充所需营养成分。均衡饮食是基础，保证基础营养后，选择合适的“补品”可锦上添花!

# 第三章　能吃就不用补？

患者经常会有这样的疑问：我能吃东西，是不是就不用补充营养？如果患者进食量正常，体重无下降，相关营养指标正常，不存在额外消耗，那么保证均衡饮食即可。但是，如果存在以下几种情况，即使“能吃”也要补。

## 一、能吃，但是结构不均衡

许多患者饮食量基本正常，但是膳食结构不合理，比如“素食主义”的患者，缺乏肉类这一重要的优质蛋白来源。在健康状态下，蛋白质摄入也许基本能满足需要。但是疾病状态下，患者蛋白质需要量增加，按照以往的膳食结构，蛋白质摄入不足，可能会导致低蛋白血症。在这种情况下，患者即使“能吃”也需要额外补充高蛋白的食物或者蛋白粉。

## 二、能吃，但是吃不够

由于疾病因素，患者可能存在食欲不佳的情况，虽然“能吃”，但是进食量不能满足机体需要。比如一个体重60 kg、体型正常、主要从事轻体力活动的成年患者，每天的能量需求在1800 kcal左右，但是由于食欲不佳，进食量减少仅能保证1200 kcal的能量摄入。轻体力活动指坐姿或在水平面上走动的活动（走动速度在3～5 km/h）、如打扫卫生、看护小孩、饮店服务等。长期能量摄入不足就会导致营养不良，所以需要额外补充能量来维持体重和帮助疾病康复。

## 三、能吃，但是消耗增加

发烧、肿瘤负荷过大、感染、烧伤等特殊状态下，机体处于分解代谢状态，患者的消耗会明显增加。体温超过37℃时，体温每升高1℃，患者静息能量消耗增加13%；在烧伤状态下患者的营养需求可达正常需要量的2倍。这种情况下，不仅需要满足机体基本营养需求，还需要额外补充营养来满足疾病的消耗，才能保证疾病康复。所以患者在正常饮食基础上，需额外补充营养来满足机体需要。

## 四、能吃，但是丢失过多

腹泻、胸/腹腔引流、呕吐等患者，通过大便、引流液或呕吐物会丢失一部分营养物质。引流液根据性质不同，蛋白质含量在每升十几克到几十克不等，所以胸/腹腔引流的患者除了保证每日基本需要量外，还需要补充引流液丢失的蛋白质和电解质。呕吐的患者，由于呕吐，进食的部分食物不能进入下消化道参与消化吸收，所以即使患者进食量正常，营养摄入也不能满足需要，严重呕吐的患者甚至需要肠外营养来维持或改善营养状况。

所以如果存在以上几种情况，即使患者“能吃”，也需要额外补充营养，以维持正常的营养状况以助力疾病康复。

# 第四章　肥胖就不用补充营养?

大家常常认为，肥胖是营养状况良好的表现。事实上，营养不良包括营养不足和营养过剩，所以肥胖本身是营养不良的表现。

当机体能量摄入大于消耗，多余的能量就会以脂肪的形式储存在体内，越来越多的脂肪就会导致肥胖。超重和肥胖不仅增加冠心病、2型糖尿病的风险，还与乳腺癌、结肠癌、肝癌、胰腺癌等十几种癌症的发生有关。

2018年，世界癌症研究基金会和美国癌症研究所发布的癌症预防报告提出十大防癌建议，第一条就是将体重保持在正常范围内，避免成年后体重的增加。此外，肥胖还与许多不良临床结局相关，肥胖的患者术后切口感染率增加，伤口愈合时间延迟；对于肿瘤患者而言，治疗结束后的体重增加可能导致肿瘤高复发率。

肥胖的患者一定没有营养缺乏吗？答案是否定的，体重只是反映营养状况的一项指标，骨骼肌含量、白蛋白水平、微量营养素等都和营养状况密切相关。随着经济水平的提高，大家的饮食结构发生改变，食物加工更精细，动物性食物摄入增加，而蔬菜、水果、全谷物摄入量减少，导致微量营养素摄入不足。高能量、高脂肪的饮食结构往往伴随着蛋白质摄入不足、骨骼肌含量偏低，俗称“虚胖”。2017年一项关于肥胖患者腹腔镜胃袖状切除手术前后身体质量和营养状况的研究发现，24例术前的肥胖患者中铁缺乏2例（8.3%）、维生素D缺乏22例（91.7%）、叶酸缺乏5例（20.8%）。有研究分析证实，肥胖的儿童和成人血清锌明显降低。由此可知，肥胖患者也存在营养缺乏，也需要补充营养。

那么，肥胖的患者应该怎么做?

第一，调整饮食结构，均衡饮食，着重监测优质蛋白质、维生素和矿物质等的摄入量是否达标。

第二，治疗中监测患者营养相关指标，如白蛋白、血红蛋白及铁、钙、维生素A等微量营养素的情况，如存在相关营养素的缺乏，需调整患者饮食结构并进行补充。

第三，治疗期间不建议减重，应适当增加活动量以维持或增加肌肉量。

第四，治疗结束后，咨询营养师调整饮食，并且适当增加运动量，在保证营养状况的前提下适当减重。

# 第五章　癌细胞喜欢糖，所以不能吃甜的？

“听说癌细胞喜欢吃糖，那我们少吃点糖，就可以把它饿死吗？”“我喜欢吃糖，岂不是把它养肥了？”“我也爱吃糖，但是医生说我的肿瘤消得还可以，也没有把肿瘤养肥啊！”这些问题许多患者都曾听说过，也对癌细胞和糖之间的关系有疑问。那么，癌细胞喜欢吃糖，所以不能吃甜的吗？

糖，包括单糖、双糖和多糖。单糖主要有葡萄糖、果糖、半乳糖，双糖主要有蔗糖、麦芽糖、乳糖。单糖和双糖，是我们尝起来甜的东西，主要来源于各种精制糖类，如白砂糖、红糖、蜂蜜和各种甜饮料等，机体摄入的精制糖会迅速被消化吸收，转换成葡萄糖，引起血糖升高。多糖包括淀粉类和膳食纤维，我们主要从米粮类、豆类及根茎类蔬菜中摄入淀粉，而膳食纤维主要来源于粗粮、蔬菜、水果等，膳食纤维作为人类不可消化的糖类，对我们肠道、心血管健康都起着至关重要的作用。

## 一、糖会“滋养”肿瘤？

有研究发现，某些癌细胞生长主要依靠葡萄糖代谢来提供能量。从理论上，只要掐断了这一能量来源，就能消灭癌细胞。生酮饮食指高脂肪、低碳水化合物、适当蛋白质的饮食模式。它的理论基础是：人体主要靠碳水化合物和脂肪供能，尤以碳水化合物为主，当碳水化合物摄入减少，葡萄糖生成就少，主要靠葡萄糖供能的肿瘤细胞，就不会再生长了。那生酮饮食下人体机体能量又从哪里来呢？答案是靠脂肪代谢产生酮体来提供。但现阶段生酮饮食的研究成果主要停留在细胞和动物实验上，虽然有少量的人体实验，但效果和安全性还有待进一步验证。生酮饮食也有很多副作用，如困倦、嗜睡、低血糖、恶心、呕吐、血脂异常等。而且，某些癌细胞依靠葡萄糖生存不假，但人体的重要器官（如大脑）也得依靠葡萄糖供能才能发挥重要的生理功能。因此，肿瘤患者不要盲目减少碳水化合物（特别是主食）的摄入或进行生酮饮食，甚至断食。相比之下，均衡饮食、保证营养更科学和健康。

## 二、肿瘤患者该不该限制糖分的摄入?

肿瘤患者因为各种原因（如药物因素、胰岛素抵抗等）可引起血糖增高，精制糖摄入后，很快就被消化吸收变成葡萄糖，会加重血糖异常。因此患者应该了解自己的血糖情况，如已有高血糖，应该严格控制高精制糖的食物，包括含糖饮料、蜂蜜、饼干、糕点等。血糖正常的患者，每日精制糖的摄入量不宜超过50 g。但是含糖与否和甜与不甜是不对等的，有的食品中添加了甜味剂，如阿斯巴甜等，将不甜的食物变得甜；淀粉类的食物如米面、馒头也是富含糖类的，尝起来却不是甜的。

## 三、多摄入膳食纤维可以远离肿瘤吗?

膳食纤维主要来源于粗粮、蔬菜、水果等。它可在缓解人体便秘的同时吸附肠道中的有害物质，改善肠道菌群，为益生菌的增殖提供能量和营养。因此，肿瘤患者需要适当增加膳食纤维的摄入。除此之外，膳食纤维还有助于调节血糖、血脂，降低心血管疾病、肿瘤等的发病风险。

# 第六章　防癌食物有用吗?

有许多食物被称为防癌食物，比如十字花科的蔬菜（西蓝花、白菜、甘蓝）、大蒜、豆类、各种莓果类、绿茶、全谷物、番茄、绿叶蔬菜等，这些食物含有的某些成分有一定预防肿瘤的作用。在日常生活中适量摄入这些食物，有利于身体健康。但是我们不能神化防癌食物，吃了防癌食物并不代表不会得癌症，得了癌症也不能只吃防癌食物。首先，食物毕竟是食物，不是药物，不能达到治疗疾病的作用；其次，没有任何一种食物营养成分是全面的，单纯进食防癌食物也会引起营养不均衡，从而降低机体免疫力，增加癌症发生风险。因此，均衡饮食才是关键，在保证均衡饮食的基础上，适量选择防癌食物才是科学的。

癌症发生机制复杂，影响因素多，如睡眠、活动、基因、环境等，饮食仅仅是其中一个方面，某些癌症的发生与饮食关系并不密切，仅仅依靠防癌食物来防癌并不可行。

2020年，美国癌症协会发布了最新饮食和身体活动防癌指南，提出了以下几点建议。

## 一、达到并终身维持健康体重

维持体重在健康范围，避免成年后体重增加。

## 二、积极运动

①成年人应保持每周至少150～300分钟中等强度活动或75～150分钟高等强度活动，也可以中等和高等强度活动相结合。每周活动时间最好超过300分钟。

②儿童和青少年应每天保证1小时以上中等或高等强度活动。

③减少静坐行为，比如坐、躺、看电视或其他以看屏幕为主的娱乐方式。

## 三、终身遵循健康饮食习惯

一个健康的饮食模式包括：①营养丰富且有利于达到并维持健康体重的食物；②各种各样的蔬菜（深绿色、红色、橙色）、富含纤维的豆类等；③各种颜色的水果及全谷物。

一个健康的饮食模式应限制或避免食用红肉和加工肉类、含糖饮料及深度加工的食物和精制谷物。

## 四、最好不要饮酒

若要预防癌症，最好不要饮酒，肿瘤患者则不应饮酒。

# 第七章　贵的、稀有的东西有营养?

俗话说“物以稀为贵”，越是稀有的物品越显得弥足珍贵。但是贵的、稀有的食物就有营养吗？价格和营养价值真的成正比吗？

## 一、冬虫夏草

冬虫夏草的营养价值和价格成正比吗？首先，目前没有高质量的研究证据证明冬虫夏草对人体健康有特别的功效；其次，冬虫夏草的一些营养价值可以通过更加日常的食物获取，比如每100 g冬虫夏草中虫草多糖的含量约9 g，每100 g香菇中香菇多糖含量约为8 g，虫草多糖和香菇多糖作用相似，故香菇和虫草在此方向的营养价值基本相当。

## 二、海参

海参是一种价格昂贵的食材，干制海参每公斤价格达几千元，新鲜海参每公斤价格也要几百元。从营养成分来看，海参具有高蛋白、低脂肪、低胆固醇的特点，每100 g新鲜海参含蛋白质16.5 g、脂肪0.2 g、胆固醇51 mg。有研究将10种海参营养成分对比，发现海参中必需氨基酸和总氨基酸比值为20.98%～30.60%，低于联合国粮农组织推荐的氨基酸模式谱：必需氨基酸占总氨基酸40%。故海参蛋白质含量虽高，但并非优质蛋白，利用率低，靠吃海参补蛋白并不理想，效果甚至不如鸡蛋、牛奶和瘦肉等优质蛋白食物。海参中含有多糖、多肽、皂苷等活性成分，具有抗肿瘤、免疫调节等功效，但目前的研究大都停留在动物、细胞试验阶段。除此之外，香菇中的香菇多糖，大豆中的大豆皂苷、大豆多肽也具有抗肿瘤、免疫调节的功效。所以综合来看，海参的营养价值可以被鸡蛋、大豆、肉类、香菇等平价食物替代。

## 三、燕窝

燕窝被中国人视为补品，有“东方鱼子酱”之称。燕窝是雨燕科金丝燕属的几种燕类用唾液与绒羽等混合物凝结所筑的巢窝，主产于东南亚地区。燕窝同样是高蛋白、低脂肪的食物，梅秀明等分析了五种品牌燕窝的营养成分发现，五种品牌燕窝每100 g的蛋白质含量在66.61～67.97 g，脂肪含量在0.15～0.21 g，唾液酸含量在12.21～12.82 g，含七种必需氨基酸，必需氨基酸含量在47%左右。由上可知，燕窝确实是高蛋白质的食品。但是它缺乏色氨酸这一必需氨基酸，因必需氨基酸种类不齐全，故燕窝的蛋白质并非优质蛋白。同时，燕窝蛋白质含量虽高，但是人一次进食量少，故通过进食燕窝补充的蛋白质也较少。燕窝中的主要功效成分是唾液酸，但是关于唾液酸的功效研究集中在老鼠等动物模型上，对于人体的作用机制、功效及“剂量-效应”关系并无确切研究。此外，燕窝市场鱼龙混杂，食品安全问题不可小觑。

总之，虫草、燕窝、海参等贵的、稀有的食品的营养价值并不突出，部分珍稀食物含一些特殊功效成分，在均衡饮食及确保食品安全的前提下，可以适当选择。

# 第八章 饿死肿瘤?

"吃得越好，肿瘤长得越快；减少进食，饿死肿瘤?"部分肿瘤患者因此类说法不敢正常进食，担心吃得太多会促进肿瘤生长，能少吃则少吃，希望能饿死肿瘤。其实这是肿瘤患者及家属的一大误区。肿瘤细胞本身就是异常增殖的细胞，即使患者不进食，肿瘤细胞也会掠夺正常细胞的营养，消耗机体的糖、脂肪和蛋白质。此外，肿瘤本身是一种消耗性疾病，大多数肿瘤患者因为疾病本身、代谢紊乱、炎症反应、治疗及心理因素等原因导致食欲不佳、进食困难、能量消耗增加，这本身就会导致患者营养不良；而刻意减少进食则会进一步加重患者的营养不良，加速疾病恶化。

目前没有证据表明，营养支持会促进肿瘤生长，但营养摄入不足则会导致和加重患者的营养不良，影响患者临床结局。临床研究表明，40%～80%的肿瘤患者合并营养不良，50%～80%的肿瘤患者会进一步发生恶病质，20%的肿瘤患者直接死因是营养不良和恶病质的进一步发展。营养不良会降低患者对放化疗、手术、靶向治疗等治疗的耐受性和敏感性，增加患者不良反应发生率，影响治疗效果，延长住院时间，增加住院费用，降低患者生活质量。研究表明，营养不良患者五年生存率明显低于营养良好的患者。

此外，营养不良还和肿瘤侵袭转移密切相关。研究发现，卵巢癌营养不良患者淋巴结转移率（71.4%）高于营养状况良好患者（30.6%），结直肠癌营养不良患者远处转移率（68.06%）高于营养状况良好组患者（31.25%）。一方面，营养不良患者由于免疫力降低等因素，促进肿瘤侵袭转移，另一方面，肿瘤侵袭转移又加重患者营养不良。

良好的营养状况能提高患者对治疗的耐受性和敏感性，提高患者免疫力，改善患者生活质量。营养状况对肿瘤患者至关重要，故营养治疗应该成为营养不良肿瘤患者的常规治疗。

营养不良的肿瘤患者不但不能减少进食，还应该在医生和营养师的指导下根据病情制定适合自己的营养方案；营养状况良好的患者，则需要在医生和营养师的指导下，合理搭配、均衡饮食。

# 第九章 忌食辛辣，清淡饮食？

生病以后，医生常常会交代一句：饮食清淡点。所以，大家生病以后辣椒、花椒等调味品都不敢吃了，甚至有患者天天清炖、水煮食物，饮食清汤寡水。

## 一、医生说的清淡饮食是什么意思？

清淡饮食的“清淡”到底是什么意思呢？是不是就是不吃辣椒、花椒等调料？不吃肉只吃素？答案是否定的，清淡饮食指少辣、少麻、少盐、少油、少糖，调味品适量。清淡饮食绝不是指素食，而是指避免过于油腻的食物，以及尽量选择蒸、煮、炖、拌等烹调方式，避免油炸、煎烤、爆炒等烹饪方式。

## 二、生病了能不能吃辣椒、花椒？

辣椒富含维生素C等多种维生素，辣椒中的辣椒碱具有抗癌、抗菌、保护心血管等功效，辣椒还能促进食欲、改善患者食欲缺乏的情况。我国花椒食药用历史悠久，在中医上用于治疗胃痛、牙疼、腹泻。越来越多的药理研究表明，花椒含多种生物活性物质，具有抗氧化、消炎、抗肿瘤作用。辣椒、花椒作为调味品本身食用量较少，适量食用可以改善食物的香味，提高患者食欲。

但是，有以下疾病的患者不宜食用辣椒：①口腔溃疡、口腔黏膜炎、食管炎；②胃溃疡、急慢性胃肠炎、炎性肠病、肠易激综合征等胃肠道疾病；③消化道手术及放化疗期间。

## 三、能不能吃葱、姜、蒜？

大蒜、洋葱、大葱、小葱、韭菜等含有有机硫化合物，具有抗癌作用。葱、姜、蒜不仅有自身的营养价值，还能去腥、提鲜、增香，从而改善食物的味道，促进患者食欲。但生姜、大蒜比较刺激，如果口腔和消化道黏膜有损伤就尽量少吃或不吃。

## 四、能不能吃肉?

肿瘤患者当然可以吃肉，但是要注意肉的种类和烹调方式的选择。不吃或尽量少吃肥肉、脑花、猪蹄等过于油腻的食物，避免煎、炸、烤等重油的烹调方式。尽量选择瘦肉、鱼肉、鸡肉、鸭肉、牛肉、羊肉等富含优质蛋白的肉类，同时选择蒸、煮、炖、拌、卤等烹调方式。肿瘤患者大都存在食欲不佳、厌油的情况，但是肉类又是重要的优质蛋白来源，必须保证足够的摄入量。选择凉拌、卤、蘸等方式烹调肉类，能够促进患者的食欲；用调味品的味道掩盖肉类本身的腥味，可以改善患者厌油的情况。

# 第十章 有机食品更营养?

许多大型超市都有专门的有机食品区，那么有机食品是什么？它和普通食品比有哪些优势？有机食品是不是更营养呢？

根据国家标准，有机产品指有机生产、有机加工的供人类消费、动物食用的产品。有机生产指遵照特定的生产原则，在生产中不采用基因工程获得的生物及其产物，不使用化学合成的农药、化肥、生长调节剂、饲料添加剂等物质，遵循自然规律和生态学原理，协调种植业和养殖业的平衡，保持生产体系持续稳定的一种农业生产方式。有机加工主要使用有机配料，加工过程中不采用基因工程获得的生物及其产物，尽可能减少使用化学合成的添加剂、加工助剂、染料等投入品，最大程度地保持产品的营养成分和/或原有属性的一种加工方式。

## 一、有机食品有哪些优势?

有机食品区别于普通食品的地方是生产加工过程中没有使用化学合成的肥料、饲料、农药等。所以有机食品的第一个优势是环保，对环境友好；第二个优势是相对于普通蔬菜、水果，有机蔬菜、水果农药残留较低。

## 二、有机食品一定更安全吗?

由于有机食品没有使用化学合成的肥料，在生长过程中加用了粪便作为肥料，理论上存在细菌污染的风险，但是这方面的研究尚有争议。2019年据《欧洲时报》报道，法国《6000万消费者》杂志委托专业机构检测了涵盖14类食品中的130种有机食品，检测结果显示，宣称绿色无污染的有机牛奶、鸡蛋和橄榄油等食品被测出含有致癌物。

## 三、有机食品一定更有营养吗?

目前国内外许多学者进行了对比研究，但是研究结论不一致。王健等以芹菜、胡萝卜、番茄、西蓝花为代表，对有机蔬菜和普通蔬菜中维生素C、蛋白质、可溶性总糖和可溶性固形物等营养品质指标及亚硝酸盐含量进行比较分析。研究发现，4种有机蔬菜各营养品质指标均普遍高于普通蔬菜，亚硝酸盐含量均低于普通蔬菜，且均低于国家限量标准；但是，由于影响蔬菜营养品质的因素非常复杂，作物品种、土壤类型等都会干扰结果的客观性，还需要扩大品种、限制其他影响因素做进一步的研究。也有研究发现，有机蔬菜和普通蔬菜某些营养成分差异并不显著。

总而言之，有机食品的出发点是保护环境，而非提高营养。如果你是一个环保爱好者，可以选择有机食品。此外，目前市场对于有机食品的监管并不十分到位，所以买到的“有机食品”可能并非真的有机食品！

# 第十一章　转基因食物不能吃?

转基因食品指通过转基因技术得到的转基因作物生产的产品。转基因技术指利用DNA重组、转化等技术将特定的外源目的基因转移到受体生物中，并使之产生可预期的、定向的遗传改变。比如在普通大豆A中转入抗除草剂的基因，得到了可以抵抗除草剂的转基因大豆B，使大豆B在喷洒除草剂的时候不会被杀死，以此提高大豆的存活率，进而提高产量。转基因技术用于农作物生产可以加快生长速度、提高农作物产量、丰富营养成分、提高抗病性及抵抗杀虫剂、除草剂的能力；转基因技术用于畜牧业可以促进动物生长发育，缩短生长周期、增强动物免疫力、提高营养价值等，以获得更高的经济效益。虽然转基因技术有诸多好处，但是人们对转基因食品的质疑从未停止。

我国批准发放的7种基因作物中，属于食品的有耐储存番茄、抗病辣椒、抗病番木瓜、转植酸酶玉米和抗虫水稻，但实现大规模商业生产的只有抗病番木瓜。我国批准进口国外的转基因大豆、玉米、油菜、甜菜作为加工原料。但国外进口的农业转基因作物仅批准用作加工原料，不允许在国内种植。

转基因食品的安全性不能一概而论，不同的转基因食品转入的基因不同，需要逐个进行研究判定安全性。世界卫生组织等经过数次研究已经制定了一系列转基因食品安全性评价的原则、指南和措施。目前国际权威机构已达成的转基因安全的共识是：凡通过安全评价上市的转基因食品与非转基因食品一样安全，可放心食用。现有的研究已经证明转基因食品不会增加致敏性，也不会对人体有基因转移的风险。

# 第十二章　食物比营养补充剂好?

人们常说，药补不如食补，是真的吗？而对于市面上琳琅满目的营养补充剂，到底应该怎么选择呢？

不同种类食物的营养成分含量有所差别，因此，需要我们合理搭配各种食物来满足我们的需要。

目前市面上的营养补充剂主要有两大类：一类是全营养的口服营养补充剂，基本包含大部分营养成分，可用于代餐或加餐；另一类是组件类的营养补充剂，一般只含有一种或几种营养成分，只能作为额外的营养补充，如蛋白粉、复合维生素片、膳食纤维、钙剂、铁剂等。

到底哪些人需要营养补充剂呢？怎么选择呢？

肿瘤患者由于疾病因素身体消耗增加，在治疗过程中，手术、化疗、放疗都有可能让患者进食减少，因此有不少肿瘤患者存在不同程度的营养不良。对于这部分患者，在饮食摄入无法满足营养需要的时候，可以在医生的指导下口服全营养类的肠内营养补充剂。当然，不同疾病状态的患者选择的种类和剂量都有所不同，因此需要在医生和营养师的指导下服用。

部分孕妇在孕早期存在一些早孕反应，如恶心呕吐、食欲减退等，可能会造成孕妇营养不良，因此可能需要补充一部分营养素。而对于处于孕中晚期的孕妇来说，由于营养需求的增加，为保证胎儿的正常发育，可能需要额外补充特殊营养素，如铁剂、钙剂等。

还有部分人群由于各种原因造成食物摄入不足，或者营养素缺乏。当无法通过食物补充时，也可以通过营养素补充剂来满足营养需求。

当然，一般来说，当出现营养素缺乏或者营养不良情况时，我们优先选择通过食物或者饮食搭配来调节，当这一步失效后，可以考虑加入适当的营养补充剂来满足营养需求。但是选择与食用营养补充剂需要在专业的营养师或者医生的指导下进行，切记不要盲目乱吃。

# 第十三章　天然食物比加工食物（或产品）有营养？

什么样的食物是天然食物？什么样的食物是加工食物？

天然食物指生长在自然界中，未经加工或仅经过少量加工的食品，不施化学肥，也没有防腐剂、乳化剂、人工色素等化学添加剂。如常见的蔬菜、水果等农作物，鸡、鸭、鱼、牛、猪等畜牧产品等。

加工食品指将原粮或其他原料经过人为的处理过程，形成一种新形式的可直接食用的产品。如各种包装食品。

一些人认为加工食品在生产加工过程中食物会损失部分营养成分，而且为了使食品风味更好、更耐储存，常常会添加一些食品添加剂，这些都使加工食物的营养不如天然食物，因此更加偏爱天然食物。那么，天然食物就一定比加工食品更好吗？

## 一、天然食品不一定更安全

事实上，有些食物由于生长环境中存在有毒有害物质，使得这些食物本身也会残留一些有害物质。如被重金属污染的土壤或水流会使生长其中的农作物和水产品重金属含量超标。

另外，一些天然食物本身含有一些有毒物质，若不经加工处理就直接食用，容易引起食物中毒。

对加工食品来说，只要来源正规、品质符合国家规范，就是安全可食用的。

## 二、天然食品不一定更营养

大部分的食物，如肉类、主食、蔬菜水果这类的食物，笔者认为大家可尽量选择天然食物，而尽量减少食用加工肉、面包、饼干、果汁饮料这类加工食品。

但是，有部分食物经过一些加工之后，营养价值反而高于天然状态的。

如酸奶是在普通牛奶中加入益生菌发酵制成，不仅添加了大量对肠道有益的益生菌，还分解了牛奶中的部分乳糖，从而变得更好吸收，尤其对于乳糖不耐受的人更适合。不过，大部分酸奶在制作过程中会添加糖来提高口感，因此，若不想摄入过多糖分，选购酸奶的时候就尽量选择无糖酸奶。

未经加工的豆类中含有胀气因子，摄入过多会引起腹胀、排气增多。同时，大豆中含有一些抗营养因子，会影响一些蛋白和矿物质的吸收，但经过加工的豆制品中会消除抗营养因子，从而促进大豆中营养成分的吸收。

与豆腐、豆浆相比，豆干中含水量少，各种营养成分含量都有所增加，因此非常适合饭量小又需要补充足够蛋白质的人群食用。腐乳作为发酵食品，不仅风味独特，而且在发酵过程中，蛋白质部分分解，更易消化吸收，而且会产生核黄素等对身体有益的营养素。

## 三、天然食品不一定更美味

天然食物的味道就是其本身的风味，有些可以直接生食，有些需要经过烹调之后食用。加工后的食物可以给人带来更多的味觉体验。

其实，不管是天然食物还是加工食物，都有各自的优点和缺点，不可以一概而论，需要根据各自的需求来进行选择。当然，更重要的是，一定选择来源可靠、正规、安全的食物。

# 第十四章　以形补形?

日常生活中，经常能够遇到这种情况。妈妈给准备高考的孩子准备核桃吃来补补脑子；家属给骨折的患者天天炖骨头汤来补钙；还有想要变白的人天天喝牛奶……“以形补形”是科学的吗?

## 一、核桃补脑?

核桃由于外形神似我们的大脑而被一些人认为可以补脑。核桃是坚果的一种，富含n-3脂肪酸，对我们的大脑确实有一定好处。但是，除了核桃以外，其他坚果（如松果、腰果等）同样富含n-3脂肪酸。因此，补脑一说并不是核桃的独有的，吃其他的坚果一样可以。

此外，核桃富含脂肪，每100 g核桃大约含有50～64 g脂肪，长期大量食用核桃，补不补脑不一定，脂肪增长却是一定的。

## 二、骨头汤补钙?

喝骨头汤补钙是很多人的认识误区。其实，虽然骨头富含钙、磷等矿物质，但是这些矿物质却不能通过炖汤的方式溶解到水中，因此，喝骨头汤并不补钙，骨汤中有的是大量的水、脂肪和嘌呤。

其实，在我们日常生活中，想通过食物补钙，喝奶比喝汤更有效。一盒纯牛奶（250 mL）含钙量约300 mg。牛奶中的钙为乳钙，比常见的碳酸钙更好吸收。而且牛奶富含蛋白质和其他营养素，营养更均衡。

## 三、想变白喝牛奶?

一个人的肤色由先天和后天因素决定。先天因素是基因，后天因素就是自己的努力。但是这个努力主要指有效的防晒措施。食物中的色素进入我们消化道后会被分解吸收，很少转移到我们皮肤上影响肤色。我们变黑的原因主要是由于紫外线刺激皮肤中黑色素细胞产生黑色素，这些黑色素逐步转移到皮肤表层，造成了皮肤变黑。因此，想变白，好好防晒更重要。

当然，也有部分食物一次性大量食用会暂时影响肤色，如大量食用富含胡萝卜素的胡萝卜、南瓜等。但是，这种影响都是暂时性的，只要停止食用，很快就会恢复正常肤色的。

“以形补形”单纯以食物形状、颜色来判断其功效，是一种缺乏科学根据的说法。保持健康的生活习惯和合理的饮食结构才是享受生活的基础!

# 第十五章 水果与蔬菜

## 一、水果比蔬菜更营养?

水果和蔬菜各自含有不同的营养成分，水果富含果糖、维生素、矿物质及可溶性膳食纤维，蔬菜含有丰富的膳食纤维、维生素、矿物质。

相比而言，水果的营养成分是不如蔬菜的。蔬菜中的膳食纤维比水果多，部分维生素也远高于水果。比如大家认为的高维生素C含量的柠檬，其维生素C含量为22 mg/100 g，而我们常吃的西兰花的维生素C含量为61 mg/100 g，高于柠檬。

当然，水果也有蔬菜无法比拟的优势，颜值高、味道美、食用方便。因此，在日常饮食中要平衡好水果和蔬菜的用量。中国居民膳食指南推荐，蔬菜每日摄入300～500 g，其中深色蔬菜应占1/2；每日摄入200～350 g新鲜水果。

## 二、不爱吃水果，果汁来代替?

走在街上，街边饮料店里一排排的鲜榨果汁非常诱人。一些人认为，喝果汁比自己拿着水果慢慢咬更方便。

但是，果汁是无法代替水果的，这是因为：①果汁制作过程中会损失一些膳食纤维和维生素，营养减分；②饮用果汁容易超量，喝多了容易糖摄入超标；③喝果汁不用咀嚼，在胃里的排空速度快，吸收速度也快，对于血糖控制不好的人来说不好。

# 第十六章　新鲜食物的比冷冻的更好?

当人们在市场上购物时，总是喜欢选择新鲜的蔬菜、水果和肉类，一些人认为冷冻食品不新鲜，营养价值不高。那么，新鲜的食物真的比冷冻的食物更好吗?

## 一、新鲜不一定是真的新鲜

食物从被采摘下来到被人们食用，会经历运输、存储、销售、购买等一系列的过程，在此期间，食物的营养成分有所流失。因此，新鲜只是一个相对概念。

## 二、冷冻技术是为了锁住新鲜。

冷冻食品包括冷却食品和冻结食品。

冷却食品是将食品的温度降到接近冻结点，并在此温度下保藏的食品，常见的冰箱保鲜层就是采用这种方式，可用于存储蔬菜、水果、奶类、米面类等食品。

冻结食品是在低于冻结点的温度保藏的食品，通常温度设定在-16℃～-18℃。通常用于肉类、水产类、冰激凌等食品的储存和运输。

冷冻技术可以使食品在低温下较长时间的保存和运输，同时减缓食品营养成分的丢失和变质腐败。比如，有深海海鲜在捕捞上船后，直接在船上进行加工。最大程度地在最短时间内保存肉质、汁液。

## 三、冰冻之后风味更佳?

有些食物在经过冰冻之后使用，口感和味道甚至比常温下食用更美味。

由于水果的果糖在低温下甜度增加的原因，若将西瓜放在冰箱中冷藏一段时间后再食用，吃起来会更甜。其他水果也可以这样操作。

再如，酸奶中富含各种益生菌，为了保证益生菌的活性和数量，酸奶最好能后放在低温环境下储存和食用，不仅美味还有益健康。

所以，冷冻食品不一定就是“不健康”的代名词，只要我们科学合理地使用冷冻技术，不仅可以吃到天南地北的美味，还能够享受新鲜和营养。

# 第十七章　补充维生素靠水果与蔬菜?

## 一、补充维生素靠蔬菜与水果?

说起维生素，想必大家都不会陌生，很多人都会很注重维生素的补充。吃蔬菜、水果来补充维生素似乎得到了大家的共识。其实，维生素有很多种，富含维生素的食物也是多种多样的，因此，不同的维生素需要靠不同的食物来获取，不仅仅局限于蔬菜和水果哦。

## 二、什么是维生素

维生素是一系列有机化合物的统称。它们是生物体所需要的微量营养成分，不提供能量，但参与机体代谢功能，一般无法由生物体自己生产，需要通过饮食等手段获取。

维生素种类主要有维生素A、B族维生素，维生素C、维生素D、维生素E和维生素K。

维生素A是一种脂溶性维生素，主要存在于鱼肝油、动物内脏、深色蔬菜等。缺乏维生素A容易患夜盲症。

B族维生素包括维生素B1、维生素B2、生物素、叶酸、维生素B6、维生素B12等，主要存在在谷物、酵母、动物肝脏、肉类、蔬菜、乳制品、蛋类当中。缺乏或过多相应维生素均会引起人体的不良反应，如缺乏维生素B2会出现口角炎等症状。

维生素C是一种水溶性维生素，广泛存在于蔬菜、水果当中，具有较强的抗氧化功能。缺乏维生素C容易降低人体免疫力，严重时会引起坏血病。

维生素D是一种脂溶性维生素，主要存在于鱼肝油、乳制品当中。同时维生素D也是唯一一种可以由人体合成的维生素。维生素D可以促进人体对钙的吸收。缺乏维生素D容易引起佝偻病。

维生素E是一种脂溶性维生素，主要存在于蛋类、鱼类、动物肝脏中，维生素E具有较强的抗氧化性。

维生素K又称“凝血维生素”，主要存在于绿叶蔬菜中，具有促进血液正常凝固的作用。缺乏维生素K容易引起出血性相关疾病。

可以看出，维生素种类繁多，功能各不相同，普遍存在于我们日常的各种食物当中，不仅有蔬菜、水果，也存在于谷物，动物性食物当中。因此，在日常膳食中应该注意食物多样化，均衡营养。

# 第十八章　蜂蜜润肠通便?

大便主要由不能被人体吸收的食物残渣、肠道正常脱落细胞、肠道菌群、水分等构成。

## 一、大便次数怎样才算正常?

每个人的肠道功能和饮食结构不一样，因此大便规律也有可能不同。一般来说，不论是一天三次还是三天一次，只要是规律的，都是正常的。不必过度追求每日一便。

对于便秘的恐惧催生出各种通便方法，其中蜂蜜通便就是其中之一。

## 二、蜂蜜能不能通便呢?

由于蜂蜜中含有大量的果糖，部分人群的肠道对于果糖有不同程度的不耐受，这使他们对于一次性大量果糖的吸收能力有限。当这部分人一次性喝下大量蜂蜜水之后，肠道来不及吸收全部果糖，引起肠道内渗透压变化，水分大量进入肠腔，大便体积变大，就会引起排便或者腹泻。因此，蜂蜜通便的方法只是针对果糖不耐受的人群，对其他人来说，蜂蜜的通便效果则不明显。

## 三、有效的通便方法

①多吃富含膳食纤维的食物，如全谷物、豆类、蘑菇、蔬菜等。

②饮食清淡，避免过咸、过辣的食物。

③多饮水，每天至少1500 mL。

④多运动，促进身体活力和肠道活动。

⑤养成良好的排便习惯，排便时间不要过长，尽量不要在排便时玩手机。

# 第十九章 海鲜不能和水果一起吃?

美味的海鲜和酸甜的水果都是大家热爱的美食，但是，有传闻说海鲜和水果一起吃会引起中毒。这是真的吗?

海鲜和水果一起吃会中毒的传闻主要源于水果中的维生素C会将海鲜中砷元素还原为三氧化二砷，俗称“砒霜”。因此，水果+海鲜=砒霜的传闻就此产生。

## 一、关于海鲜中的砷

海鲜中的砷主要来源于水体污染。由于海产品生物富集作用，可能会将污染海水中的重金属富集于体内。但是，目前砷的中毒剂量一般在100～200 mg之间，我国对于海产品中砷含量的标准为低于0.1 mg/kg。也就是说，如果我们食用的是正常来源的海鲜，一次至少要吃1000 kg才能中毒！这是日常饮食远远达不到的。

## 二、关于水果中的维生素C

有人又会说了，即使砷本身中毒的可能性小，但是维生素C具有还原性，可以将海鲜中的五价砷还原为毒性更高的三氧化二砷啊!

其实，维生素C要起到很强的还原性是需要达到一定剂量的，而我们日常吃的水果中，维生素C的含量是远远达不到这个剂量标准的。即便是公认的富含维生素C的柠檬、青枣这类水果，按照我们日常食用的量，也是远远达不到使我们中毒的剂量的。

因此，脱离剂量谈毒性都是不科学的、无理的，我们一定要科学全面地看待食物相生相克这个问题。

## 三、怎么合理健康地吃海鲜和水果?

选择海鲜的时候，一定要选择正规来源的、新鲜卫生的产品，并且选择干净卫生的加工场所，避免出现由于进食不洁食物引起的腹泻、腹痛等症状。

根据《中国居民膳食指南（2022）》推荐，常见的水产品（鱼、虾、蟹和贝类）推荐每日摄入45～70 g，水果每日推荐摄入200～350 g。新鲜卫生的海鲜和水果是完全可以一起食用的。

# 参 考 文 献

[1] CHILDS CE, CALDER PC, MILES EA. Diet and Immune Function[J]. Nutrients, 2019, 1(8): 1933.

[2] CSCO肿瘤营养治疗专家委员会. 恶性肿瘤患者的营养治疗专家共识[J]. 临床肿瘤学杂志，2012，17（1）：59-73.

[3] GU KUNFANG, XIANG WWNZHI, ZHANG YUE, et al. The association between serum zinc level and overweight/obesity：a meta-analysis[J]. Eur J Nutr, 2019, 58(8).

[4] LYU JIA HUA, WANG RAN LIN, LI TAO. Multimodal Prevention Strategies for Cancer Cachexia[J]. Journal of Nutritional Oncology, 2018, 3(2): 55-61.

[5] L·凯瑟琳. 马汉. Krause营养诊疗学[M]. 杜寿玢，陈伟译. 北京：人民卫生出版社，2017.

[6] 白伟娟，柳训才，张晓婷，等. 燕窝成分及功效研究进展[J]. 食品科技，2020，45（05）：96-100.

[7] 崔久嵬，卓文磊，黄岚. 肿瘤免疫营养治疗指南[J]. 肿瘤代谢与营养电子杂志，2020，7（2）：160-168.

[8] 江志伟，黎介寿. 肿瘤营养学的指南与实践[J]. 肠外与肠内营养，2012，19（1）：1-2.

[9] 焦广宇. 临床营养学 [M] 3版. 北京：人民卫生出版社，2010.

[10] 李脉泉，董云霞，张灿，等. 常见花茶的功能成分与生物活性研究进展[J]. 现代食品科技，2022，38（9）：361-373.

[11] 李增宁，陈伟，齐玉梅，等. 恶性肿瘤患者膳食营养处方专家共识[J]. 肿瘤代谢与营养电子杂志，2017，4（4）：397-408.

[12] 李增宁. 肿瘤患者营养支持[J]. 中国实用内科杂志，2011（3）：188-190.

[13] 刘发强，王黎明，荣维淇，等. 肝细胞癌肝部分切除术后营养支持的效果[J]. 中华肿瘤杂志，2018，40（10）：787-792.

[14] 潘玲毛德强. 探讨谷氨酰胺对中晚期恶性肿瘤营养及免疫功能的影响[J]. 重庆医学，2012，041（032）：3362-3364.

[15] 申倩，刘永峰，杨泽莎，等. 家用冰箱3种低温贮藏方式下生鲜牛奶品质变化[J]. 食品与发酵工业，2019，45（16）：171-175.

[16] 石汉平. 鼻咽癌营养治疗专家共识[J]. 肿瘤代谢与营养电子杂志，2018（1）：30-32.

[17] 石汉平. 肿瘤营养疗法[J]. 中国肿瘤临床，2014，41（18）：1141-1144.

[18] 苏琳，刘爽，董碧蓉. 营养与肌肉减少症[J]. 肿瘤代谢与营养电子杂志，2019，6（01）：26-34.

[19] 孙建琴，张坚，常翠青. 肌肉衰减综合征营养与运动干预中国专家共识（节录）[J]. 营养学报，2015，37（04）：320-324.

[20] 王健，刘媛，闫凤岐，等. 4种有机蔬菜与普通蔬菜品质比较研究[J]. 食品工业，2018（12）：151-154.

[21] 王欣，张俊璇，高健，等. 免疫营养改善肿瘤患者预后[J]. 首都医科大学学报，2020，041（006）：1019-1024.

[22] 魏永生，郑敏燕，耿薇，等. 常用动、植物食用油中脂肪酸组成的分析[J]. 食品科学，2012，33（16）：188-193.

[23] 吴国豪，谈善军. 成人口服营养补充专家共识[J]. 消化肿瘤杂志：电子版，2017（3）：151-155.

[24] 熊照玉，李素云，郭潇，等. 成人恶性肿瘤患者膳食管理的最佳证据总结[J]. 护理学报，2022，29（15）：54-58.

[25] 杨月欣，中国疾病预防控制中心营养与健康所. 中国食物成分表标准版第6版（第一册）[M]. 北京：北京大学医学出版社，2018.

[26] 杨月欣、葛可佑. 中国营养科学全书（第2版）[M]. 人民卫生出版社，2019.

[27] 姚颖. 营养支持在肿瘤合并肾功能不全患者中的应用（详见光盘）[J]. 肿瘤代谢与营养电子杂志，2017，4（4）：444.

[28] 张志平，潘兆广. 鲜榨果汁维生素C损失率分析[J]. 广东化工，2017（17）：80-81.

[29] 赵充. 头颈部肿瘤放疗者营养与支持治疗专家共识[J]. 中华放射肿瘤学杂志，2018，27（1）：1-6.

[30] 中国抗癌协会，中国抗癌协会肿瘤营养与支持治疗专业委员会，中国抗癌

协会肿瘤康复与姑息治疗专业委员会，等. 鼻咽癌营养治疗专家共识[J]. 肿瘤代谢与营养电子杂志，2018，005（001）：30-32.

[31] 中国抗癌协会肿瘤营养专业委员会，国家市场监管重点实验室（肿瘤特医食品），丛明华，等. 中国恶性肿瘤患者运动治疗专家共识[J]. 中国科学：生命科学，2022，52（4）：587-602.

[32] 中国抗癌协会肿瘤营养专业委员会，中华医学会肠外肠内营养学分会，石汉平. 前列腺癌患者的营养治疗专家共识[J]. 肿瘤代谢与营养电子杂志，2021，8（5）：503-507

[33] 中国抗癌协会肿瘤营养专业委员会，中华医学会肠外肠内营养学分会，孙凌宇，等. 结直肠癌患者的营养治疗专家共识[J]. 肿瘤代谢与营养电子杂志，2022，9（6）：735-740.

[34] 中国抗癌协会肿瘤营养专业委员会，中华医学会肠外肠内营养学分会. 乳腺癌患者的营养治疗专家共识[J]. 肿瘤代谢与营养电子杂志，2021，8（4）：374-379.

[35] 中国抗癌协会肿瘤营养专业委员会，韩娜，石汉平. 卵巢癌患者的营养治疗专家共识[J]. 肿瘤代谢与营养电子杂志，2020，7（4）：418-420.

[36] 中国抗癌协会肿瘤营养专业委员会，蔡红兵，石汉平. 子宫内膜癌患者的营养治疗专家共识[J]. 肿瘤代谢与营养电子杂志，2020，7（4）：415-417.

[37] 中国抗癌协会肿瘤营养专业委员会，李涛，吕家华，等. 放疗患者营养治疗专家共识[J]. 肿瘤代谢与营养电子杂志，2021，（1）：29-34.

[38] 中国医疗保健国际交流促进会营养与代谢管理分会，中国营养学会临床营养分会，中华医学会糖尿病学分会，等. 中国超重/肥胖医学营养治疗指南（2021）[J]. 中国医学前沿杂志（电子版），2021，13（11）：1-55.

[39] 中国营养学会. 中国居民膳食指南（2022）[M]. 北京：人民卫生出版社，2022.

[40] 于康，李增宁，丛明华，方玉，张片红，李融融，李春微，崔敏，应捷. 恶性肿瘤患者康复期营养管理专家共识[J]. 营养学报，2017，39（4）：321-326.